Corpo Quântico

Anatomia da Expressão

Maria Pia

Corpo
Quântico

ANATOMIA DA EXPRESSÃO

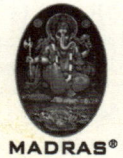

MADRAS®

© 2018, Madras Editora

Editor:
Wagner Veneziani Costa

Produção e Capa:
Equipe Técnica Madras

Revisão:
Maria Cristina Scomparini
Jaci Albuquerque de Paula

Dados Internacionais de Catalogação na Publicação (CIP)
(Câmara Brasileira do Livro, SP, Brasil)

Pia, Maria
Corpo quântico: anatomia da expressão/Maria
Pia. – São Paulo : Madras, 2018.
Bibliografia.
ISBN 978-85-370-1105-8

1. Autoconhecimento 2. Comunicação e expressão
3. Consciência 4. Corpo - Postura 5. Corporeidade
6. Expressão corporal 7. Terapia corporal I. Título.

17-10248 CDD-613.78

Índices para catálogo sistemático:
1. Postura e expressão : Terapia corporal 613.78

É proibida a reprodução total ou parcial desta obra, de qualquer forma ou por qualquer meio eletrônico, mecânico, inclusive por meio de processos xerográficos, incluindo ainda o uso da internet, sem a permissão expressa da Madras Editora, na pessoa de seu editor (Lei nº 9.610, de 19/2/1998).

Todos os direitos desta edição reservados pela

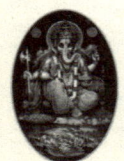

MADRAS EDITORA LTDA.
Rua Paulo Gonçalves, 88 — Santana
CEP: 02403-020 — São Paulo/SP
Caixa Postal: 12183 — CEP: 02013-970
Tel.: (11) 2281-5555 — Fax: (11) 2959-3090
www.madras.com.br

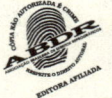

*Supergrata aos queridos Ricardo Viegas, por ter acreditado e apoiado este projeto; Poena Viana, pela força na pesquisa; Claudia Araújo, pelas fotografias. Agradeço aos atores Poena Viana e Ivano Manzan, pelas imagens que ilustram "As emoções musculares"; e ao querido Renan Miranda (anjo), por ter me inspirado
e iniciado este caminho.
Aos meus pais, meus filhos, meus amores e meus alunos, que me ensinaram tudo o que sei.*

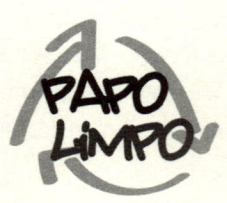

Mude a sí prórpio, eliminando hábitos poluentes, e inspire seus amigos a tomar a mesma atitude!

ÍNDICE

Introdução 11
O *Making-of* do Livro 15

**PARTE I: O CAMINHO PARA DESENVOLVER
UM CORPO QUÂNTICO** 19

1 – A Transição de "Penso, Logo Existo" para
"Existo, Logo Penso" 21
2 – Um Novo Corpo para um Novo Pensamento 27
3 – A Escalada da Consciência no Corpo 31
      A relação entre esqueleto e consciência 31
      Do quadrúpede ao bípede 32
      O esqueleto bípede expressa ética 33
      O esqueleto bípede expressa arte 34
      O esqueleto bípede expressa o saber científico ... 34
      O esqueleto bípede expressa o saber coletivo 36
4 – Os Territórios de Consciência no Corpo 39
      O território de base: "EU SOU" 40

      O território de leveza: "EU SEI" 41
      O território de flutuação: "EU SEI QUE SEI" 43
5 – A Geometria da Imagem.. 45
      As posturas de guerra 49
      A postura de ataque 50
      Características anatômicas da postura de ataque........52
      A postura de defesa 53
      Características anatômicas da postura de defesa........54
      A postura rígida 56
      As frases célebres equivalentes aos padrões posturais....57
6 – A Sabedoria de Habitar no Corpo 59
      Os comandos musculares para equilibrar a postura..60
7 – A Postura e o Tempo 67
      O corpo sólido e compacto dos anos 1910 67
      O corpo revolucionário dos anos 1920 68
      O corpo rígido das décadas militares: os anos
      1930 e 1940 70
      O corpo massificado dos anos 1950 72
      O corpo livre, leve e solto dos anos 1960 73
      O corpo natural despojado e saudável
      dos anos 1970 74
      O corpo *fitness* dos anos 1980 75
      O corpo-fortaleza dos anos 1990 77
      O corpo estressado do novo milênio..........................78

PARTE II: A RELAÇÃO ENTRE OS MÚSCULOS
E AS EMOÇÕES... 81

8 – A Forma Informa 83
9 – A Expressão Muscular das Emoções 87
      A expressão muscular dos instintos no
      território de base 87

    A raiva 88
    O ódio 89
    A inveja 90
    A sensualidade 90
A expressão muscular dos sentimentos no
território de leveza 91
    A alegria 91
    A ternura 92
    O orgulho 93
    O poder 93
    A tristeza 94
    A mágoa 94
    O medo 95
    A angústia 96
A expressão muscular dos sentimentos no
território de flutuação 96
    A humildade, a modéstia e a gratidão 97
    A generosidade e a compaixão 97
    A esperança e a fé 97
    O amor incondicional e a paz 97
A espressão dos estados emocionais no corpo 98
    A culpa 98
    A timidez 99
    O pudor 100
    O egoísmo 100
    O ciúme 101
    A tranquilidade 101
    A dúvida 101
10. A Terapia da Imagem 103
    A vivência prática de leitura
    corporal – Depoimentos 105
11. A Arte de Respirar 111

A respiração no território EU SOU 113
A respiração no território EU SEI 114
A respiração no território EU SEI QUE SEI 114
A verdadeira percepção da realidade 115

Bibliografia 119

Introdução

O que temos verdadeiramente nesta vida? Temos um corpo animado pela respiração.

Creio que essa verdade seja irrefutável para qualquer pessoa, independentemente de sexo, credo, idade ou nacionalidade.

O corpo é a nossa casa, o corpo é a nossa ferramenta de viver, o corpo é o gerador e mantenedor da vida biológica, psíquica, racional, e o corpo é o veículo da comunicação. Não há possibilidade de vida sem o corpo!

Entretanto, habitamos no corpo de maneira totalmente equivocada e utilizamos menos do que 10% do nosso potencial, porque desconhecemos os códigos de acesso ao próprio corpo. Desconhecemos a nossa respiração e respiramos muito superficialmente, apenas o suficiente para não cairmos mortos. Desconhecemos nosso potencial expressivo e criamos inúmeros ruídos na comunicação. Desconhecemos as leis do movimento e desgastamos o corpo precocemente por maus-tratos.

Atualmente, 70% da população mundial sente "dor nas costas", e, segundo a Organização Mundial de Saúde, este é o fator responsável pela maioria das abstenções ao trabalho. Os dados atestam uma ignorância generalizada sobre a corporeidade, que é justificada pela crença de que as dores, a falta de agilidade, o desconforto e o envelhecimento precoce são "naturais" e fazem parte da vida corpórea.

"É assim mesmo, toma um analgésico que melhora", dizemos conformados. Mas... será que melhora?

Basta um pouquinho de bom senso para perceber que, por detrás dessas afirmativas, existe uma assombrosa contradição: paradoxalmente, o corpo é o nosso mais íntimo e, ao mesmo tempo, ilustre desconhecido.

E quais seriam as causas dessa contradição? Somos fruto de um sistema de crenças que separou o corpo da mente, a forma da essência, o interior do exterior, o espírito da matéria, e não existe a menor possibilidade de convívio entre as partes. Nosso corpo esquartejado é como uma velha carroça que anda aos trancos e barrancos pelas estradas da vida. O cocheiro chicoteia o cavalo para mover a carroça através do conflito, e quem paga o preço somos nós mesmos. Afinal, somos o cocheiro, o cavalo e a carroça!

Leonardo da Vinci definiu o conceito de corpo quântico ao afirmar que "a alma necessita de um corpo para agir, pensar e sentir". O corpo quântico é como uma espaçonave que navega em um universo plástico, sem demarcações entre o "abstrato-psicológico" e o "físico-carnal". A espaçonave é comandada pela consciência, e flui em perfeito equilíbrio entre os vetores do sentir, pensar e agir.

Como transformar a velha carroça nessa espaçonave? Esse é o tema deste livro, e objeto de minhas pesquisas ao longo de 40 anos. Neste caminho, colecionei muitas dúvidas, algumas certezas, e vou dividi-las com você!

A partir de agora, vamos iniciar o processo de transformação da carroça em uma espaçonave. O desafio exige uma mudança radical em nossas crenças, mas a recompensa é maravilhosa. Conforme eliminamos o velho, abrimos espaço para a leveza de respirar, viver bem no corpo, e de ser quem somos, porém de forma integrada e consciente!

O Making-of do Livro

Este livro começou a ser escrito em guardanapos de restaurantes, onde eu anotava os *insights* que vinham acerca da minha maneira de habitar no corpo. Isso foi há muitos e muitos anos, quando eu nem imaginava que trabalharia com o corpo e a expressão. Estava apenas praticando meu exercício pessoal de "autoinvenção" para solucionar uma passagem difícil da minha vida.

Aos 16 anos, fui diagnosticada com uma severa escoliose do crescimento, que me obrigou a usar colete por um longo período. Fiquei muito melancólica e frustrada, pois tive de abandonar a dança e fazer fisioterapia.

Eu tinha um corpo muito ágil e praticava exercícios desde pequena, como a ginástica olímpica e o balé. Quando entortei (literalmente de corpo e mente), meu corpo ficou rígido e já não respondia aos comandos como antes.

Durante esse período, fui acompanhada por um ortopedista e um psicólogo, que eram profissionais supercompetentes e dedicados. Entretanto, havia algo que não me satisfazia no processo curativo: o psicólogo dizia coisas totalmente opostas às que o médico ortopedista falava. Eles pertenciam a dois universos distintos de conhecimento, hermeticamente fechados e que jamais se cruzariam. Porém, eu era uma só, e precisava da intercessão entre os discursos para a minha reabilitação integral.

Essa busca me levou a conhecer e praticar tudo o que estava ao meu alcance em matéria de reabilitação dos movimentos e de processos integrativos de cura e de expressão. Tomei gosto pela coisa e compreendi que havia um campo vastíssimo de conhecimento a trilhar na pesquisa da inter-relação entre os músculos e a emoção.

Voltei a dançar, estudei diversos métodos de alinhamento postural e paralelamente me formei em jornalismo e artes cênicas. Esses saberes, liquidificados em um "sugo a modo mio" e temperados com a própria experiência de vida, me permitiram criar um processo integrativo para lapidar a postura e a expressão, que batizei de OMEX: Organização Muscular da Expressão.

Certa vez, a cineasta Tisuka Yamasaki leu um artigo que escrevi sobre a relação entre os músculos e a emoção e me convidou para trabalhar como preparadora de elenco em seus filmes e produções para a TV.

Ao longo de 16 anos de trabalho com ela, tive a oportunidade de desenvolver uma metodologia própria para o artista; a interpretação por meio do corpo é fundamental, já que o ator veste a pele do personagem pela respiração, gestual e atitudes. A técnica consiste em ensinar os comandos musculares, as posturas e as cadências respiratórias específicas para acionar emoções de forma legível e, posteriormente, expressá-las para a câmera. Chamo esse trabalho de "Anatomia da Ilusão" porque a arte do "faz de conta" pede intérpretes "verdadeiramente falsos".

Quando o ator encarna um personagem a partir de sua essência, respirando como ele respira e agindo como ele age, sua interpretação torna-se muito verdadeira e convence o público.

Voltando aos guardanapos, cheguei a juntar um baú repleto de rabiscos e mostrei algumas notas para meu querido amigo (para sempre vivo na memória), o jornalista Renan Miranda. Ele me disse: "Vamos juntar esses guardanapos numa linha reta antes que terminem na lixeira, porque servem para todo mundo. Este conhecimento é fundamental, porque somos todos atores na vida!".

Hoje percebo que ele tinha razão, porque, afinal de contas, nós criamos várias personas e as interpretamos com muita realidade. Somos pais, filhos, amigos, amantes, profissionais, e cada persona demanda uma imagem específica, quer estejamos conscientes ou não.

Atualmente, ensino o método de Organização Muscular da Expressão para artistas profissionais e artistas da vida.

Em tantos anos de experiência, constatei que não há pessoas inexpressivas e sem criatividade: o potencial existe, mas fica trancado a sete chaves. Meu trabalho consiste em abrir a fechadura para acessar os talentos e expressá-los claramente. Esse processo de autoconhecimento pelo corpo e através do corpo é o "pulo do gato" para a boa comunicação, o carisma e o empoderamento pessoal!

PARTE I
O CAMINHO PARA DESENVOLVER UM CORPO QUÂNTICO

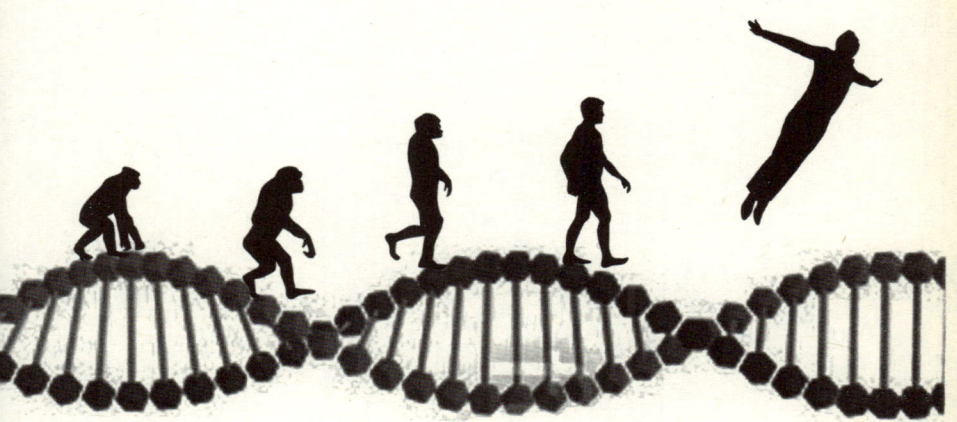

CAPÍTULO 1

A Transição de "Penso, Logo Existo" para "Existo, Logo Penso"

Para viver neste novo século, seremos forçados a transformar radicalmente a nossa maneira de agir, pensar e sentir. Precisamos romper as barreiras erguidas entre corpo-mente-espírito, e buscar um novo pensamento que integre todas as dimensões. Esse é o caminho para estarmos em sincronicidade com a vida, respeitando a nós mesmos, aos outros e ao planeta. Não temos alternativas: é mudar ou mudar!

O processo de mudança requer a substituição do velho "pensamento predador", com base no lema "Penso, logo existo", por um novo pensamento cooperativo, fundamentado no lema "Existo, logo penso".

A essência do modelo "Penso, logo existo" é a separação entre todas as coisas. O homem é dividido em pensamento, sentimento e matéria, sendo que a razão impera sobre as demais faculdades da mente.

O indivíduo percebe-se dissociado de si mesmo e de seu hábitat, o "outro" é o inimigo, o mundo é hostil e as forças da natureza são ameaçadoras. O conflito é a essência de todas as crenças predadoras, o que justifica a matança e a depredação em nome da sobrevivência.

A crença da divisão está profundamente arraigada em nossa visão do mundo e na percepção do próprio corpo.

No corpo predador, a mente pensa, o coração sente e o corpo age.

O "corpo" é apenas a parte material e biológica do sistema.

Os "pensamentos" estão alojados em um compartimento chamado "cabeça", sede de um mundo abstrato e desvinculado do corpo físico.

Os "sentimentos" estão abrigados no "coração". Esse coração virtual encontra-se em um lugar difuso em alguma parte do tórax.

O espírito reside temporariamente na carne, mas nada tem a ver com o corpo hospedeiro, que é sujo, mortal e finito.

A alma presta contas apenas a Deus, que, por sua vez, está sentado em alguma nuvem do paraíso.

Tão logo o corpo material vire pó, a alma retorna ao céu, sua morada original.

A ideologia da fragmentação é a herança do pensamento que surgiu com Descartes no século XIX, e reza que a mente existe independentemente do corpo e o governa. O que muitos desconhecem é que Descartes trabalhou como anatomista, dissecando cadáveres, e grande parte dos compêndios de anatomia que vigoram até os dias de hoje foi elaborada com base em sua visão sectária do corpo. No ensino acadêmico de anatomia estuda-se o corpo exatamente como se estuda um motor de automóvel: retiram-se as peças, classificando-
-as de acordo com seu serviço, e os segmentos do corpo são

analisados em separado do todo. Amputam-se membros de cadáveres, que são destrinchados ao extremo. Esses membros frios, sem pulsação ou movimento, são classificados de acordo com sua função mecânica. Por consequência, os estudos sobre anatomia, biologia e psiquê do corpo são vastíssimos, mas não se relacionam. Acumulamos muito conhecimento específico acerca de cada segmento do corpo, mas sabemos pouco sobre a integração entre as partes.

Ainda vestimos a pele do predador até mesmo para realizar as tarefas banais do cotidiano. Levamos a alma à igreja, os músculos à academia; levamos a cabeça para a escola ou trabalho, cuidamos das emoções no psicólogo, e cada setor tem uma ideologia própria e conflitante das demais! Entretanto, necessitamos de um poder unificador que nos diga como sentir, pensar e agir. Para cumprir essa função, elegemos um Deus de barbas brancas que nos repreende, aconselha e a Ele endereçamos o imponderável. Precisamos dessa eminência parda que paira sobre as nuvens, porque somos destituídos de qualquer divindade, e acreditamos que a sabedoria, o poder e o conhecimento estão fora de nós.

A educação predadora está focada na conquista do mundo exterior e na formação de vencedores nas diversas competições da sociedade. O treinamento desses "gladiadores" consiste no aprendizado de um saber racional e processado, que acontece de fora para dentro. O saber que brota de dentro para fora é considerado pouco confiável por ser "não científico", e a intuição é uma ilustre desconhecida.

O sistema de crenças "Existo, logo penso" emerge no século XXI como uma crítica aos efeitos devastadores das práticas do velho credo. Agora, começamos a aprender a duras penas que todo ato predador de qualquer natureza invariavelmente retorna ao seu autor, pois somos banhados pelo mesmo mar de energia chamado Vida.

A física quântica descarta a velha ideia de um Universo formado por matéria, pensamento e espírito, e retorna aos conceitos milenares taoistas que rezam: *No Universo existe somente uma energia composta de luz. Essa energia é una, total, indivisível, porém mutável. A constante mutação da energia única gera todas as manifestações da vida.*

A energia Una é como um vasto oceano formado por minúsculas partículas de luz, e o que chamamos de matéria, pensamento e sentimento são dimensões formadas segundo o grau de concentração dessas partículas de luz.

Podemos compreender esta premissa graças a uma analogia simples: assim como a água assume a forma sólida, líquida e gasosa, a luz se manifesta em matéria, sentimento e pensamento.

A matéria é luz condensada e corresponde ao gelo.

As emoções e pensamentos são luz semicondensada e correspondem ao estado líquido da água.

O espírito é luz em "estado gasoso" e corresponde ao vapor de água.

Desta forma, o que chamamos de "material ou imaterial" são apenas diferentes graus de condensação dessas partículas luminosas, ou seja: não existem dimensões compartimentadas, tal como imaginávamos.

O novo pensamento busca a integração dos saberes e a pacificação, seja por meio da política de desarmamento, das práticas ecológicas e da busca de uma espiritualidade sem dogmas. Passamos a dar mais valor à intuição e percebemos que existe uma vida interior com enorme poder a ser desvendado; estamos assimilando a ideia de que podemos criar, transformar e destruir a nossa realidade de acordo com o que pensamos, sentimos e experimentamos.

Reza a lenda que o inferno e o paraíso são idênticos. Em ambos os locais há pessoas sentadas para comer em volta de um grande panelão de sopa, porém o cabo das colheres é enorme. No inferno, as pessoas ficam desesperadas e morrem de fome, porque o cabo das colheres não permite que levem a sopa à própria boca. Já no paraíso, as pessoas alimentam seu vizinho com as mesmas colheres de cabo grande. Assim todos são nutridos e vivem com alegria.

Em seguida, a física quântica afirma que a "realidade" simplesmente não existe. Aquilo que chamamos de *real* é a pequena parte do todo que podemos captar através de nossos sentidos. Essa premissa nos remete a um antigo provérbio hindu que diz: "A verdade é como um elefante rodeado por cegos".

Um cego apalpa a orelha do elefante e o imagina de uma forma. Outro cego apalpa a perna do elefante e acredita que ele seja de outra forma. E assim, sucessivamente, cada cego tem uma descrição diferente do elefante. Ele está lá, mas ninguém o viu por inteiro.

No pensamento quântico o observador modifica o observado a cada instante, segundo as suas crenças.

E quem é o observador? O corpo é claro.

O corpo é o templo da consciência, Geradora, Operadora e Destruidora de formas, e atende pela sigla GOD, que significa "Deus" em inglês. No mundo quântico, o Deus desce das nuvens, assenta-se no corpo e passa a chamar-se Consciência! Todas as partes do corpo estão impregnadas dessa consciência, portanto tudo é corpo, movendo-se no tempo e no espaço, desde um dedo mindinho até palavras, ideias, pensamentos, ossos, expressões e sentimentos.

O próprio Universo existe porque há um corpo que o observa!

Nada existe fora do corpo, absolutamente nada!

CAPÍTULO 2

UM NOVO CORPO PARA UM NOVO PENSAMENTO

Para viver na era quântica, precisamos realizar uma grande faxina para varrer as crenças que nos foram repassadas, geração após geração, e substituí-las por conceitos mais adequados.

O termo *corpo* nos remete exclusivamente à sua parte material, e não existe na língua uma palavra apropriada que defina o corpo em sua abrangência. Utilizamos o "corpo" apenas na hora de malhar e cuidar da estética, ou quando passamos por algum problema de saúde. Já as "atividades intelectuais" são totalmente dissociadas do corpo e da respiração.

A linguagem nos induz a conceber os sentimentos de forma abstrata, como se fossem bolhas de sabão pairando acima do corpo! O dicionário define a tristeza apenas como "um pesar na alma", mas não menciona a experiência física que lhe corresponde. Para reconhecer a tristeza no corpo, é preciso acrescentar que a tristeza encurta a inspiração e alonga a expiração. As costelas se fecham e se abaixam, o tórax enrola-se e tomba. É impossível contatar a tristeza inspirando, abrindo o peito e ampliando as costelas. Obviamente esse desenho muscular expressa alegria! Por incrível que pareça, não pensamos de maneira psicofísica, nem temos uma linguagem que expresse tal pensamento.

Para habitar no corpo quântico, precisamos "renomear" os termos que dizem respeito à corporeidade.

Incialmente, vamos descartar a crença–matriz de que somos um corpo abrigando uma minúscula consciência em seu interior, e partamos do princípio inverso: *somos uma grande consciência que molda um corpo para abrigá-la.*

Várias espécies animais seguem esse mesmo princípio natural. Assim como a aranha fabrica suas teias, a consciência fabrica corpos para sediá-la durante a vida. A teia humana é uma fantástica interligação entre redes psíquicas, musculares, conjuntivas, nervosas e hormonais! Por meio dessa teia podemos sentir, pensar e converter nossos desejos em atos.

A partir de agora, vamos pensar no corpo quântico como o autor de todas as experiências da vida, processador de ideias em atos, e órgão da expressão!

O cérebro é o quartel-general da consciência.

Segundo o filósofo Edgar Morin, o cérebro é o assessor direto da consciência, encarregado de difundir e administrar os seus comandos biológicos, motores, psíquicos e sensoriais ao organismo. Sua meta principal é decifrar a existência e acumular o máximo de conhecimento possível, e seu combustível é a vontade de saber. Entretanto, o cérebro não tem a capacidade de "fabricar ideias", tal como imaginávamos. Morin[1] afirma que o cérebro capta ideias em forma de *insights*, que são as famosas "iluminações da consciência". Posteriormente o cérebro destrincha essas ideias, gerando pensamentos articulados. Dessa forma,

---

1. MORIN, Edgar. *O Método. O Conhecimento do Conhecimento.* Porto Alegre: Sulina, 1999.

existe uma grande diferença entre a ideia e o pensamento. A ideia é captada através da intuição e de sonhos porque a *ideia* é mítica e pertence ao saber coletivo da humanidade. Já o *pensamento* é o processamento da ideia pela mente racional, pelos processos de análise, síntese, indução e dedução. O pensamento é autoral e leva as tintas da mente individual.

O cérebro pensa através de imagens.

O cérebro opera como um rádio que capta ideias para decodificá-las em pensamentos. As ideias são captadas em forma de imagens e posteriormente são traduzidas em palavras, gestos e movimentos. O *córtex cerebral* é o compartimento do cérebro especializado em pensar, podendo ser considerado um tradutor de imagens em palavras. Quando pensamos em um cavalo, primeiramente estampamos na mente a imagem do cavalo com forma, textura e cores definidas. Posteriormente, essa imagem é traduzida na palavra cavalo.

Utilizamos o termo "formas-pensamento" porque o raciocínio é uma arquitetura no plano virtual.

O cérebro se expressa através da musculatura.

Os músculos são os realizadores de nossos desejos e necessidades, por mínimos que sejam: existe uma diferença brutal entre "pensar em beber água" e "beber água". Sem acionar os músculos, é impossível que o pensamento se torne gesto! Além disso, os músculos são os responsáveis pela expressão das emoções. A musculatura expande-se com o prazer, enrola-se com a timidez, endurece com o ódio, infla-se com o orgulho e tomba com a dor.

Não há emoções abstratas sem o suporte da carne!

O sistema musculoesquelético corresponde à teia do saber humano.

As aulas de anatomia do velho credo nos induzem a pensar no sistema musculoesquelético como um apanhado material composto por ossos, músculos, tendões, ligamentos e tecido conjuntivo, que nos sustenta e dá forma. Entretanto, essa trama musculoesquelética tem inteligência e constitui a base operativa da consciência. Nós pensamos, sentimos e nos comunicamos com o corpo todo, através do sistema musculo-esquelético.

A partir destas matrizes, vamos aprofundar um pensamento muscular que interliga o biológico, o racional, o emocional e o sensorial no corpo. Vamos compreender como, de fato, a consciência utiliza o veículo corpo para existir. Nosso porto de destino é o autoconhecimento.

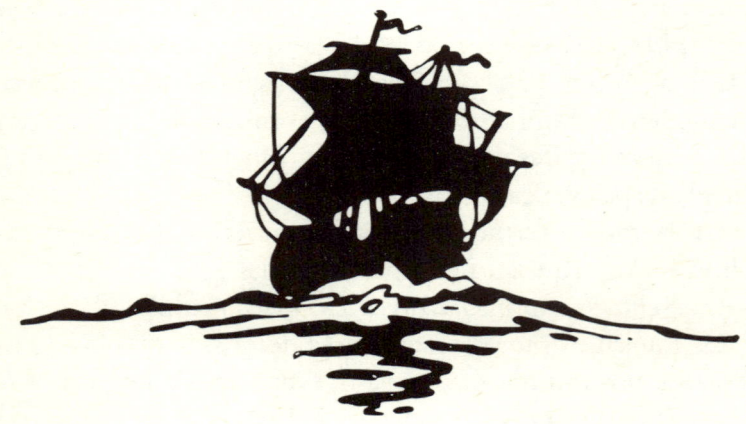

- **O *corpo*** é um barco que navega pela existência e move-se através de consciência.
- As ***ideias*** são estrelas que nos orientam no oceano da vida.
- As emoções e os ***pensamentos*** são o leme que aponta para o rumo da nave.
- O ***esqueleto*** é a estrutura da embarcação, e a ***coluna vertebral*** seu mastro.
- As ***ações*** determinam o curso da navegação.
- A ***expressão*** é o traçado desenhado pelo barco no mar da vida.

   E la nave va...

CAPÍTULO 3

A Escalada da Consciência no Corpo

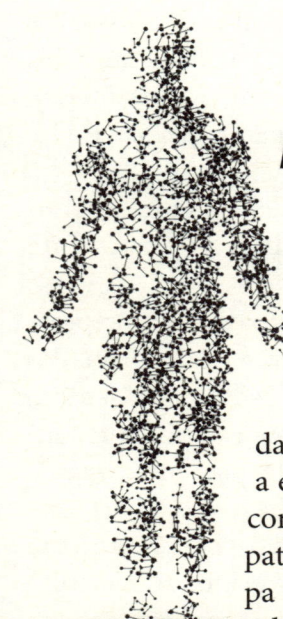

A relação entre esqueleto e consciência

Os gregos antigos concebiam o corpo de maneira unificada, englobando a mente, a emoção e a forma. O termo "esqueleto" deriva do grego *skéletron* e significa "escada, escola e escalada".

O esqueleto representa a escola da vida e reflete a escalada do saber, porque a evolução da consciência fica registrada no corpo. Desde o ato de erguer-se das quatro patas até alcançar a postura bípede, cada etapa da maturação humana gerou esqueletos distintos.

Do quadrúpede ao bípede

O *Homo sapiens* é considerado o rei dos animais porque tem mais recursos para interpretar a vida. Enquanto os bichos são movidos apenas pelo instinto, o homem conjuga instinto, razão, sentimento e intuição.

O quadrúpede dispõe de uma aerodinâmica projetada exclusivamente para a consciência instintiva, e seus movimentos têm a finalidade de assegurar a sobrevivência e a perpetuação da espécie. Os bichos são movidos pelo instinto de ataque e defesa, denominado Instinto de Luta ou de Fuga. Quando ameaçado, o animal possui apenas duas alternativas: recua ou contra-ataca.

O *Homo sapiens* inicia a vida em quatro patas, mas ergue-se conforme sua consciência vai maturando. O divisor de águas entre o quadrúpede e o bípede é a capacidade de inibir o Instinto de Luta ou de Fuga para expressar o pensamento. Quando atacado, o bicho-homem pode parar, pensar e responder com a melhor atitude para a ocasião.

"Parar para pensar" exige a capacidade de inibir o instinto e intercalar tempo entre uma ação e reação. O pensamento ocorre nesse intervalo de tempo.

O rei dos animais ergue-se em duas patas para expressar o pensamento. Agora, as quatro patas indiferenciadas do animal assumem funções especializadas; os pés assentam o corpo ao chão e proporcionam firmeza e estabilidade, enquanto os braços ganham leveza e permitem milhares de movimentos.

O tórax eleva-se por sobre a bacia e as pernas criando um espaço diferenciado para abrigar o Eu personalidade, na altura do plexo solar.

As mãos tornam-se instrumentos sofisticadíssimos de precisão, capazes de realizar bilhões de movimentos. Os dedos ganham movimentos individualizados, sendo que o polegar se torna totalmente independente. Essa oponência do polegar em relação aos dedos permite realizar "o movimento de pinça", indispensável para realizar ações de alta precisão e concretizar as criações da mente pensante: obras de arquitetura e arte, construções, vestimentas e objetos em geral.

A cabeça torna-se um laboratório ultrassensível que paira por cima do corpo como uma bola flutuante. Essa posição espacial protege o cérebro dos impactos e posiciona os órgãos dos sentidos (olhos e ouvidos) em um patamar que lhes confere visão panorâmica. Essa aerodinâmica viabiliza a expressão de conhecimentos que exigem sofisticadas operações do intelecto, como a arte, a ciência e a filosofia.

O ESQUELETO BÍPEDE EXPRESSA ÉTICA

O esqueleto bípede é a sede da sofisticada psiquê humana, que age e pensa de acordo com normas éticas.

A ética é como uma grande avenida de discernimento que organiza o tráfego dos pensamentos e impõe limites nos comportamentos sociais. Segundo Freud, a proibição do incesto é a principal barreira ética que organiza a vida em sociedade. Na mente do animal não existe o conceito de transgressão em suas relações: o macho cobre a fêmea mesmo que ela seja sua mãe. Já a mente humana é capaz de compreender o conceito de transgressão que impede essa relação. Ao erguer tal barreira ética, a mente humana torna-se capaz de assimilar o conceito de ordem, respeito, hierarquia. A noção de senso comum demarca o espaço entre a sanidade e a loucura, separa os comportamentos lícitos dos hediondos e orienta a vida em sociedade.

O ESQUELETO BÍPEDE EXPRESSA ARTE

A expressão artística é o patamar mais elevado da consciência, pois qualquer ação realizada sem automatismo torna-se arte. Quando arrumamos os lençóis da cama de forma automática, estamos apenas arrumando os lençóis da cama. Porém, se arrumamos os lençóis da cama com plena atenção, estamos realizando uma ação artística que foi revisada em cada detalhe até chegar à excelência.

Aristóteles definiu a arte como "um poder transformador que produz catarse", ou seja, a obra de arte tem o poder de gerar infinitas leituras e provocar diversos estados de espírito na pessoa que a contempla. O próprio termo "contemplar" significa "ver muitas vezes", extraindo vários significados de um mesmo fato.

O deleite provocado pela contemplação da arte é uma experiência exclusivamente humana. Tomemos o exemplo de uma obra de arte notória, como a grande pirâmide de Quéops no Egito. Podemos contemplá-la por horas a fio, fascinados pela enorme construção de pedras que nos deleita como se estivéssemos vendo um bom filme.

Já o quadrúpede não possui a faculdade de contemplar, nem poderia extrair diversos conteúdos para uma mesma imagem. Um cachorro não saberia a distinção entre a grande pirâmide de Quéops e um muro de arrimo; o cão, distraidamente, faria xixi em ambos e seguiria seu caminho.

O ESQUELETO BÍPEDE EXPRESSA O SABER CIENTÍFICO

O esqueleto bípede reflete o saber científico

Uma mulher pode parir sozinha em uma situação de emergência. Entretanto, em condições normais, a parturiente é beneficiária de uma experiência muito mais cômoda, agradável e segura. O processo da gestação e do parto já foi meticulosamente estudado, compreendido, processado e repassado à sociedade na forma de um conhecimento organizado, que se denomina ciência.

Os animais aprendem por meio do sensor inato da curiosidade que os instiga e que se expressa em quatro patas, pois não exige operações mentais complexas. Já no *Homo sapiens*, a curiosidade torna-se conhecimento organizado, cuja base é a consciência crítica.[2]

O conhecimento científico não é um mero empilhamento de saberes: para instituir uma verdade, é preciso contemplar seus múltiplos aspectos. A ciência não pode afirmar que a Terra é redonda sem antes se perguntar como, quando, onde e por que a Terra é redonda. Posteriormente, as respostas são ordenadas, sequenciadas e comparadas. Além disso, a ciência deve repensar continuamente os saberes.

Muitos conceitos que vigoravam como verdades científicas de uma era tornaram-se prescritos à luz do tempo. Tomemos como exemplo Aristóteles, que instituiu o repouso como a natureza essencial das coisas, concluindo que a Terra era imóvel e plana. Ele descreveu o movimento elíptico de uma pedra lançada ao espaço como uma "perturbação temporária de várias camadas de ar", o que gerava o movimento. Essa "perturbação do repouso" desencadearia novas perturbações sequenciadas, mas a tendência final seria a imobilidade de todas as coisas.

O gênio de Aristóteles nos legou uma explicação fantástica e perfeitamente encadeada sobre o movimento, que norteou o conhecimento científico por várias eras. Entretanto, suas bases eram totalmente equivocadas.

---

2. MORIN, Edgar. *O Método. O Conhecimento do Conhecimento*. Porto Alegre: Sulina, 1999.

Posteriormente, Galileu instituiu as premissas corretas do movimento quando afirmou que a Terra é redonda e gira em torno do Sol. Galileu obrigou a comunidade científica a rever o próprio discurso, impondo novas bases para pensar a física, a matemática, a geografia, a filosofia e todas as ciências exatas e humanas.

Esse processo de autorrevisão é a base do conhecimento científico.[3] Para retornar aos trilhos da verdade, a ciência deve observar a si mesma, revendo continuamente as bases de seu discurso por meio da consciência crítica.

O ESQUELETO BÍPEDE EXPRESSA O SABER COLETIVO

Para operar nas faixas de conhecimento científico e artístico, o cérebro adquire a capacidade de estocar o próprio saber e de comunicá-lo a outras inteligências.

Chamamos esse processo de saber coletivo: segundo Morin um indivíduo pode acessar todo o conhecimento da humanidade através de uma rede coletiva que se expressa pela mitologia e perpetua o saber ao longo dos séculos.

O saber humano é coletivo e pode ser acessado por todos: a mente individual aprende com as criações de todas as inteligências que existem no presente, existiram no passado ou existirão no futuro.

A mitologia pode ser considerada um grande arquivo virtual que contém as ideias do imaginário coletivo. Cada indivíduo pode acessar esse arquivo virtual comunitário "pescando" ideias que o inspirem e transformando-as em pensamentos autorais. Dessa forma, o saber mítico torna-se, posteriormente, conhecimento processado e organizado pela mente individual. Cada descoberta experimentada com sucesso por um indivíduo

---

3. BACHELARD, Gaston. *O Novo Espírito Científico*. Editora: Tempo Brasileiro, 1968

é catalogada no arquivo mítico comunitário, e passa a ser conhecimento da humanidade.

Nos primórdios da humanidade, o saber comunitário era estocado e repassado oralmente, graças às lendas e à narração de histórias. Com o advento da escrita, o conhecimento perpetuou-se de forma mais detalhada e organizada, graças aos livros e documentos.

Atualmente a humanidade estoca o saber com extrema nitidez e precisão, graças aos recursos tecnológicos, que gravam palavras e imagens de nosso tempo.

CAPÍTULO 4

OS TERRITÓRIOS DE CONSCIÊNCIA NO CORPO

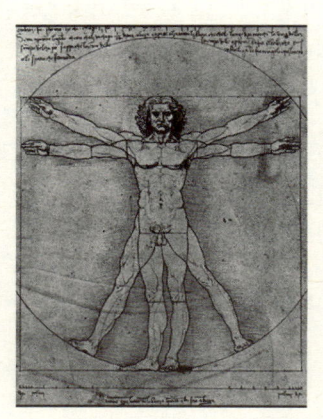

Os gregos afirmavam que o corpo é a escola da vida, porque todo o saber adquirido em cada etapa de nossa maturação fica registrado na carne. Já fomos anfíbios, répteis e quadrúpedes antes de alcançar a forma humana, e o nosso corpo atual guarda em sua memória somática todos os corpos anteriores.

É curioso pensar: "Onde foi parar o corpo do bebê que fui"? Aquele bebê passou por mutações biológicas, mentais, emocionais, que geraram novos corpos, que se transformaram no corpo adulto.

A coluna vertebral coordena a escalada do conhecimento e registra os acertos, equívocos, alegrias e dores da nossa maturação. Ao erguer-se, a coluna empilha o esqueleto em territórios que demarcam setores distintos de conhecimento. *Os três territórios do esqueleto correspondem à infância, à juventude e à maturidade da consciência.*

O TERRITÓRIO DE BASE: "EU SOU"

O território de base "EU SOU" corresponde às cinco vértebras sacrais e cinco vértebras lombares, situadas na base da coluna. Elas viabilizam a experiência instintiva.

O território de base rege a vitalidade, a capacidade de dar e receber prazer, a força de realização, a coragem e a resistência às situações adversas. O baixo ventre expressa os "sentimentos do bicho", emoções viscerais pulsantes e quentes, que ainda não passaram por uma elaboração racional, tais como: raiva, paixão, ciúme, desespero, sarcasmo, ódio, inveja, sexualidade.

O território de base estrutura-se na infância, quando tomamos consciência de nossa existência e conjugamos o verbo ser: "EU SOU".

A primeira faixa de organização psicofísica desenvolve-se no primeiro setênio da vida, quando aprendemos as regras da sobrevivência no mundo físico. Sobreviver implica a manutenção da vida biológica e a construção de uma estrutura corporal que permita todo tipo de movimentos. A criança foca sua atenção na realidade física que a cerca, experimentando toda a gama de sensações, como a dor, o prazer, o frio, o calor. Aprende a mover-se no espaço, percebendo distâncias e limites. Engatinha até colocar-se em pé, cria alicerces e fortalece as pernas para caminhar pela vida.

O território de base reflete o primeiro empilhamento do esqueleto que alinha bacia, pernas e pés.

A bacia é o leme do esqueleto.

Como um bom navegador se orienta pelas estrelas, a bacia é a bússola que dá rumo aos movimentos, orientando o esqueleto no espaço e promovendo a integração da experiência humana do tronco com a experiência animal da base do corpo.

Os pés falam de germinação e simbolizam o início do movimento.

Observem que a planta dos pés é muito parecida com a forma de uma semente. O formato da planta dos pés revela o bebê que fomos: seus primeiros passos, as dores e alegrias do primeiro ano de vida.

Os pés bem plantados ao chão são como raízes que proporcionam firmeza, estabilidade e discernimento.

A pessoa "bem plantada" é sinônimo de uma personalidade bem estruturada. Já o indivíduo que "não tem os pés no chão" carece de coerência e não passa credibilidade. As expressões "Lançar-se aos pés" e "Estou a seus pés" falam de humildade e devoção.

As pernas são o nosso cavalo e permitem a marcha do homem sobre a Terra.

As pernas expressam a força de realização e a vontade. As pernas fortes, musculosas, falam de empreendedorismo e coragem. Já as pernas frágeis falam de insegurança, inércia e receios.

O TERRITÓRIO DE LEVEZA: "EU SEI"

O território de leveza "EU SEI" corresponde às 12 vértebras torácicas. Elas permitem que o tórax se eleve por sobre a bacia, sediando a personalidade.

O território de leveza expressa sentimentos que já passaram por uma elaboração lógica e que dizem respeito à personalidade individual, tais como: ternura, mágoa, alegria, tristeza, timidez, poder, dúvida, orgulho, vaidade. Reflete a compreensão de valores, como ordem, administração da vida, comando, prioridades, pensamento sequenciado, ética.

O território de leveza estrutura-se na juventude por meio da formação da personalidade, quando conjugamos o verbo saber: "EU SEI".

Durante o segundo setênio da vida, o cérebro elabora uma personalidade que se distingue do todo, denominada "EU". Para expressar sentimentos e pensamentos do "EU", o esqueleto se ergue, projeta o tórax para cima da bacia e cria um centro de leveza totalmente desvinculado do território de base. Agora o indivíduo já pensa, sente e age por conta própria. Constrói sua rede de afetos e torna-se apto a fazer escolhas. O sentimento é o parâmetro para o discernimento entre o bom e o prazeroso, o tenebroso e o doloroso. O homem torna-se coautor da existência e por meio da fala nomeia a criação.

O território de leveza reflete o segundo empilhamento do esqueleto, que organiza o tórax, os braços e as mãos.

O tórax expressa a razão e o sentimento.

O "Eu" humano localiza-se no centro do peito e se projeta na direção do mundo para comunicar-se. É curioso notar que, ao dizermos EU, inconscientemente levamos a mão ao centro do peito. Jamais apontamos para a orelha, joelhos ou bacia, embora todas essas partes do corpo constituam aquilo que se denomina "EU".

Os braços são as ferramentas para doar e receber.

Os braços viabilizam as trocas do EU com o mundo. Os braços expressam a leveza e a versatilidade nos movimentos e na expressão; enquanto as pernas expressam o querer do bicho, os braços revelam os desejos da personalidade: "estar de braços abertos" é confortar, apoiar, enquanto "estar de braços fechados" é negar auxílio. Já as expressões "abrir as pernas" ou "fechar as pernas" adquirem uma conotação sexual.

As mãos são instrumentos de precisão e de expressão.

O que seria do corpo sem as mãos? Além de realizarem todas as ações de precisão, as mãos são solistas na coreografia da expressão. O homem fala com as mãos, desenhando as palavras no espaço através dos gestos. Além disso, as mãos têm uma simbologia própria que permite a criação de alfabetos visuais e códigos de comunicação.

A linguagem possui incontáveis expressões sobre as mãos: "lavar as mãos" significa "não quero saber disso, recuso qualquer responsabilidade". "Mão fechada" simboliza avareza; "mão aberta" expressa generosidade. A "mão amiga" conforta. Pedir "uma mãozinha" é solicitar ajuda, "punho cerrado" é guerra, "colocar a mão na cabeça" é refletir, "sujar as mãos" é praticar ações de cunho duvidoso.

As mãos são símbolos de poder e de conhecimento, que se expressam em símbolos milenares; o dedo em riste é o símbolo do julgamento, enquanto as mãos em posição de lótus, com o dedo indicador unido ao polegar, simbolizam a ausência de julgamento, por meio da intuição e da meditação.

O TERRITÓRIO DE FLUTUAÇÃO: "EU SEI QUE SEI"

O território de flutuação "EU SEI QUE SEI" corresponde às sete vértebras cervicais. Elas permitem que a cabeça paire acima do corpo, expressando a transcendência.

A capacidade de "saber que sabemos" é o topo da escalada existencial. Quando aprendemos o significado da expressão "EU SEI QUE SEI", adquirimos a capacidade de observar os próprios passos e podemos avaliar nossos atos, sentimentos e pensamentos com consciência crítica. A mente madura torna-se capaz de revisar a si mesma para fazer escolhas conscientes. Edgar Morin afirma que, em sua maturidade, o cérebro é capaz de gerenciar vários pontos de vista, colocando um mesmo fato em perspectiva. Para cada charada que se apresenta no jogo da vida, a mente pode responder com uma rede de soluções possíveis, em vez de uma única solução. Essa é a base da ética e do conhecimento artístico, filosófico e científico.

O território de flutuação reflete o terceiro empilhamento do esqueleto, que organiza a cabeça e o pescoço sobre o corpo.

Os sentimentos mais nobres, como o amor incondicional, a compaixão, a paz, a generosidade, a humildade, a modéstia e o perdão se expressam através da cabeça. É interessante observar que o pensamento se expressa no tórax, que é o local do ego humano. Temos a falsa impressão de que o pensamento se expressa pela cabeça, pois o cérebro está alojado nela. Na verdade, a cabeça é o reino da intuição e das experiências transcendentes que vão além da razão!

Já o pescoço é o corredor que liga a experiência humana do tórax à experiência cósmica da cabeça.

No corpo saudável, a cabeça aponta em direção ao cosmo, religando-se com sua destinação divina e possibilitando uma visão panorâmica da existência.

CAPÍTULO 5

A Geometria da Imagem

"No Início, Deus geometrizou."
Pitágoras

A existência é uma grande obra arquitetônica, e, desde um minúsculo elétron até uma vasta galáxia, toda espécie de vida gera um grafismo. Curiosamente, não chamamos o criador de "O Grande Químico", "O Grande Filósofo", mas de "O Grande Arquiteto" gerador de formas.

O corpo é como um *work in progress* que vai tomando formas e formas de acordo com os sentimentos e pensamentos. Não há raiva saltitante e na pontinha dos pés, não há amor com os dentes trincados, punhos cerrados e corpo fechado. A postura do medo é contraída e defendida, a alegria é aberta e expansiva, o desânimo enrola o corpo para dentro, e a timidez cola as axilas ao tórax.

Entretanto, as formas geradas pelas emoções obedecem às leis físicas da matéria que regem o hábitat terrestre.

Vivemos em um mundo material e somos contidos pela geometria do espaço. Se não houvesse tal ordem, a vida corpórea seria impraticável. Imaginem um esqueleto que se desintegrasse a cada vez que manifestássemos sentimentos vermelhos e pulsantes. A cada explosão de raiva, voariam pedaços de corpos por todos os lados. Da mesma maneira, o corpo tomaria a forma de uma pequena bolinha ao sentir tristeza e se tornaria uma estátua de concreto ao congelar de ódio.

Os ventos da emoção modelam o esqueleto, embora dentro dos parâmetros geométricos da carne, o que denominamos posturas.

Somos como árvores que andam, constantemente vestindo e despindo "cascas".

Damos a essas cascas o nome de Posturas.

A palavra "postura" vem do latim *ponere*, que significa moldar, organizar, estruturar. Uma árvore frondosa organiza-se em torno de um tronco vigoroso, que permite seu crescimento vertical. Tal como as árvores, o esqueleto estrutura-se em torno de um eixo que coordena seus movimentos para crescer verticalmente em direção ao Sol.

A maneira mais rápida e eficiente de crescer em direção ao Sol é traçando uma linha reta vertical. Para sustentar o crescimento vertical, o eixo do corpo, formado por cabeça, tórax e bacia, deve estar "empilhado" em uma linha reta.

A fisiatra Ida Rolf afirma que, sendo o espaço curvo, a terra redonda e o Universo cilíndrico, a única linha reta que incide no globo terrestre é a gravidade.[4] Dessa forma, o eixo do corpo deve estar perfeitamente alinhado com a gravidade, para anular, a cada momento, a sua força brutal de achatamento, encurtamento e compressão.

---
4. ROLF, Ida. *A Integração das Estruturas Humanas*. São Paulo: Martins Fontes, 1977.

Uma árvore saudável tem raízes plantadas ao solo e um tronco vertical sustentando os galhos, para que as folhas flutuem. O corpo ereto é bem plantado ao chão, o tórax move-se com a respiração, enquanto a cabeça flutua no espaço.

Essa é a geometria ideal para viver no hábitat terrestre.

O corpo que possui um eixo alinhado expressa toda a gama de sentimentos, desde o ódio até o amor. O corpo alinhado pode "dançar conforme a música de cada emoção"; ele tomba com a dor, mas retorna ao seu eixo quando se recupera do sofrimento.

O corpo tombado é como uma árvore retorcida: seu tronco se torce e retorce para elevar a copa na direção do Sol.

Segundo Ida Rolf, quando o eixo corporal despenca pela compressão gravitacional, o esqueleto se torna um contorcionista. Para manter-se em pé, elevando a cabeça na direção do Sol, o corpo se ajusta, criando uma série de compensações.

O corpo retorcido fortalece seu eixo tombado com verdadeiras massas de carne dura, para escorar a força brutal de achatamento gravitacional. Essa desorganização gera uma nova forma, mais compacta, menos ágil e menos econômica em termos energéticos.

Os territórios de base, leveza e flutuação do corpo tornam-se indiscriminados, e passam a exercer a função de sustentação da estrutura. Nesse padrão, utilizamos mais músculos do que o necessário, pois eles estão colados uns aos outros. O pescoço tenciona quando levantamos a perna, os ombros se elevam quando inspiramos, e assim por diante. As contraturas musculares crônicas impedem o relaxamento da musculatura, mesmo quando estamos em completo repouso.

A luta constante e desleal contra a força da gravidade drena imensa energia vital do organismo. As sólidas camadas de carne dura obstruem o fluxo energético e a boa oxigenação, produzindo todo tipo de mazelas. O resultado são as doenças, as dores, o estresse, as gorduras localizadas e o envelhecimento precoce.

Mente sã em corpo são.

A busca pela integração entre a saúde e a beleza reina no inconsciente coletivo da humanidade e se expressa por figuras com proporções geométricas. É curioso notar que a figura humana representada nos desenhos infantis mantém um eixo alinhado e a coluna ereta. A criança não distorce o eixo do corpo, e sabe alinhar precisamente os patamares de base, leveza e flutuação na figura humana. Evidentemente, existe um saber inato que nos leva a associar a psiquê sadia com a postura ereta: sabemos intuitivamente que as experiências traumáticas provocam o tombamento do corpo, enquanto as experiências gratificantes o elevam!

A linguagem popular revela esta sabedoria: dizemos que a "pessoa equilibrada" tem discernimento e bom senso, e utilizamos os termos "subir" e "ascender" como sinônimos de felicidade e progresso: "Fulano subiu na vida, Beltrano está por cima". Por outro lado, sabemos que o corpo tombado expressa conflito, ausência do *equilibrium*, e chamamos "desequilibrada" a pessoa que perde o discernimento. Utilizamos os termos cair e derrubar para nomear estados negativos, tais como: "O poder foi derrubado, Fulano caiu de cama, Beltrano está pra baixo", e a própria imagem da maldade é denominada como" um anjo caído".

O corpo ereto revela uma psiquê sadia por ser ágil, vitalizado e expressivo.

Ágil: Move-se quando solicitado, mas relaxa ao final do movimento. Conjuga estabilidade e leveza, equilibrando-se em pé sem esforço muscular e rigidez, pois as tensões musculares estão nos lugares corretos.

Vitalizado: pela respiração ampla e profunda.

Expressivo: responde ao comando das emoções e pensamentos, e tem a capacidade de comunicar toda a gama de sentimentos. O corpo dança conforme a música de cada emoção que sente, sem cristalizá-las na carne. O corpo saudável tomba com a dor, mas retorna ao seu eixo alinhado quando se recupera do sofrimento.

O corpo tombado revela uma psiquê desequilibrada por ser rígido, desvitalizado e inexpressivo.

Rígido: o corpo toma nova forma; mais compacta, menos ágil, menos econômica em termos energéticos.

Desvitalizado: a respiração é curta e superficial. O organismo não recebe a oxigenação necessária para manter o corpo saudável.

Inexpressivo: os músculos colam-se uns aos outros, perdendo a capacidade de contrair ou relaxar de acordo com as emoções e pensamentos. O corpo retorcido perde a capacidade de expressar toda a gama de sentimentos. Ele tomba com a dor, cristaliza na carne o sofrimento e já não retorna mais a seu eixo alinhado. Nesse padrão alterado, o sofrimento torna-se uma segunda natureza da pessoa, o seu "estado natural".

AS POSTURAS DE GUERRA

O padrão postural anatomicamente correto foi praticamente extinto na sociedade contemporânea, por conta do ritmo de vida estressante. O estresse é o vilão do milênio, e tudo pode ser atribuído ou agravado por ele, desde um resfriado até o câncer. Trocando em miúdos, o estresse pode ser definido como uma perda de contato com a própria respiração!

Atualmente, a grande maioria das pessoas vive mal em seus corpos estressados. Passamos a maior parte de nossas vidas respirando apenas o suficiente para nos manter vivos e operantes. Não respiramos adequadamente porque temos pressa, porque estamos muito ocupados e preocupados. Desde pequenos, somos educados a operar em estresse, seguindo o modelo de nossos pais, professores, amigos e de toda a sociedade.

O estado de apeia é uma expressão de pavor ou choque. Quando estamos desesperados ou muito assustados, paramos de respirar e nos travamos. Esse recurso, denominado como padrão de impacto é utilizado em legítima defesa do organismo para resistir a momentos de grande perigo ou tensão máxima.

O corpo estressado opera em padrão de impacto continuamente, como se estivesse em um campo de batalha, e o resultado é desastroso para a expressão e para a saúde.

As posturas de estresse se expressam por meio de dois padrões de tombamento definidos: as Posturas de Ataque e Defesa. *Segundo Jan Sultan, existem dois padrões de organização corporal que ele denominou como interno (rotado para dentro) e externo (rotado para fora). Estes padrões de postura e movimento são psicofísicos, pois estão relacionados com emocções.* [5]

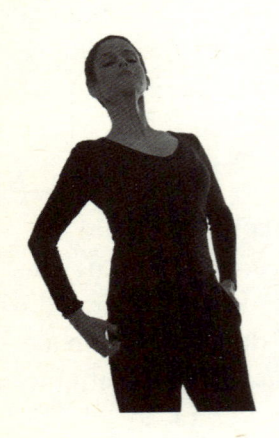

A POSTURA DE ATAQUE

O justiceiro; o dono da verdade; o pavio curto.

A postura de ataque corresponde ao padrão lordótico. O tombamento corporal projeta o tórax para a frente e desloca a bacia para trás do eixo corporal.

O padrão de ataque é uma postura típica de fixação inspiratória, ou seja, o ar é tragado bruscamente a cada inspiração, e a expiração torna-se muito curta e superficial.

A ênfase inspiratória provoca um estado de ebulição interna que gera uma tensão constante. O tipo inspiratório está

---

5. SULTAN, Jan H. Towards a structural logic. Notes Structural Integration, v. 1, n. 1, p. 12-16, 1986.

"pronto para o ataque". Ele tem pavio curto e tende a ser impaciente, brigão, orgulhoso e autoritário.

A arrogância revela-se fisicamente pelo tórax empinado e rígido, com as costelas em fixação "para a frente e para cima" na altura do peito. Sabemos que o centro do tórax expressa o EU humano e, portanto, o indivíduo com o peito empinado acredita ser superior aos demais.

Para compensar a protuberância do tórax, forma-se um sulco nas costas, ao longo da coluna vertebral. Nesse padrão postural, o corpo torna-se um cenário, que possui apenas a parte dianteira. A ausência de retaguarda constitui o ponto fraco, gera insegurança e medo de traição, literalmente o pavor de ser "apunhalado pelas costas".

O indivíduo em postura de ataque age duas vezes antes de pensar.

O corpo projetado para a frente é corajoso, valente e desbravador. O indivíduo corajoso gosta de ir além, encarando as situações da vida; mas, pelo fato de não ter retaguarda, termina se frustrando.

Ele "diz a verdade, custe o que custar", mas detesta ser criticado e sente-se constantemente magoado, ofendido e injustiçado. Ferido em sua honra, julga que os outros não estão à sua altura e que não o compreendem.

Seu discurso é recorrente: "Eu, que sou tão aberto e justo, sou constantemente sacaneado".

Entretanto, sabe ter voz ativa, liderança, comando e conquista as pessoas pela sua lealdade.

Pode ser um bom líder quando adquire sabedoria e temperança.

O padrão de ataque não possui escuta.

Quando analisamos o ato de respirar, compreendemos que a respiração é uma troca do indivíduo com a vida: a inspiração equivale a receber nutrição, tragando energia para si. A expiração equivale a nutrir, doando energia para o outro.

Por essa constatação tão simples, podemos relacionar os padrões respiratórios com as atitudes emocionais.

O indivíduo em padrão de ataque tende a atuar como o "justiceiro" e o "dono da verdade", pois só escuta a si.

A fixação inspiratória termina por encerrar a pessoa em seu próprio mundinho, pois para escutar o outro, é preciso expirar. Quem não expira, obviamente não possui escuta, mesmo que os ouvidos funcionem perfeitamente.

A verdadeira escuta é um ato de generosidade que se traduz na capacidade de "ficar descalço para calçar os sapatos do outro".

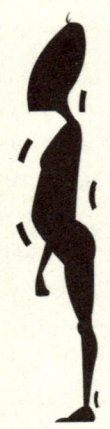

CARACTERÍSTICAS ANATÔMICAS DA POSTURA DE ATAQUE

A postura de ataque expressa a fixação inspiratória que se manifesta em todos os segmentos do corpo.

No padrão respiratório de ataque, as costelas movem-se como um bloco: na inspiração, a caixa torácica projeta-se para a frente e para cima, encurtando o tendão do diafragma. A pausa respiratória é brevíssima, quase inexistente, seguida de uma expiração muito curta e superficial.

O peso do corpo recai sobre a borda externa dos pés, enquanto o arco interno fica inoperante e já não exerce sua função de amortecimento.

O corpo perde a base, o andar tende a ser saltitante e o tendão-de-aquiles encurta-se. Os tornozelos tombam, desalinhando o passo. Os joelhos ficam rígidos, pois perdem a sustentação da base. A bacia se posiciona em retroversão: O assoalho pélvico aponta para trás, encurtando a região lombar.

A lordose acentuada impede o fluxo energético, provocando todo tipo de desconforto. O corpo tende a formar uma barriga dura e proeminente e a acumular gorduras na área dos culotes.

A cintura torna-se rígida e impede giros e torções. A coluna vertebral afunda entre os sulcos formados pela musculatura que a circunda.

O espaço entre as omoplatas é curtíssimo, os ombros são tensos, elevados em direção às orelhas, os cotovelos são rígidos, as mãos tensas e os dedos crispados.

A cabeça se fixa, o cocuruto aponta para a frente do corpo, os olhos arregalam-se. A nuca encurta-se, tencionando as mandíbulas e a musculatura da face.

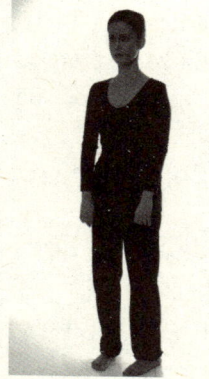

A POSTURA DE DEFESA

"O vitimado; o articulador; o melancólico."

A postura de defesa corresponde ao padrão cifótico. A bacia desloca-se para a frente do eixo do corpo, formando uma "corcova de viúva" na parte superior das costas.

Características da postura de defesa

O padrão de defesa é uma estrutura em colapso que aponta para "baixo e para trás".

A inspiração é curta e frágil, enquanto a expiração é muito acentuada, provocando o desabamento da estrutura a cada alento.

O padrão de defesa relaciona-se com sentimentos de ênfase expiratória, tais como: o desânimo, a melancolia, o tédio, a preguiça. O tipo expiratório tende a fixar-se no passado e nas recordações de um tempo melhor do que o atual.

No corpo em colapso, as costelas tombam em direção à bacia, cristalizando o plexo solar para baixo e para trás.

O Eu despencado sente-se fraco e impotente em relação ao mundo e tende a vitimar-se, podendo chegar à depressão.

Tudo é difícil e penoso, e seu lamento é recorrente: "Eu fiz o possível, mas não consegui".

O indivíduo em postura de defesa pensa duas vezes antes de agir.

O corpo afundado e "sem pernas" evidentemente "não anda". Faltam-lhe a força de empreender, a coragem, a iniciativa e a capacidade de tomar decisões.

O indivíduo em padrão de defesa tenta agir, mas duvida de sua própria capacidade de dar cabo à ação e rumina suas emoções e pensamentos. Se quiser atacar, usará estratégias mais sutis do que o grito e a força bruta,.

Evita as discussões frontais e não gosta de radicalizar. Se tiver de escolher entre o preto e o branco, elegerá o cinza. Prefere as meias palavras, os silêncios e mantém uma reserva "natural" de sua intimidade em público.

Por ser mais retraído e tímido, evita a exposição, e tende a ser mais paciente e minucioso.

O tipo expiratório possui mais escuta, mas pode valer-se dessa qualidade para manipular situações a seu favor.

Quando desenvolve sabedoria, pode tornar-se um grande conselheiro.

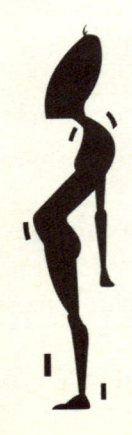

Características anatômicas da postura de defesa

A postura de defesa expressa o colapso expiratório que se manifesta em todos os segmentos do corpo.

No padrão respiratório em colapso, a inspiração é frágil e curta.

Na expiração, as costelas empurram violentamente o tórax para baixo, provocando o colapso da estrutura.

A pausa respiratória é longuíssima e transforma-se praticamente em apneia, paralisando o movimento das costelas.

A cada expiração, as costelas tombam, empilhando-se umas sobre as outras.

Os pés quase não levantam do chão na marcha, e o passo torna-se arrastado. (O arco externo é responsável pelo impulso da marcha, levantando a planta do pé a cada passo.)

O peso do corpo recai sobre a borda interna dos pés, e o arco externo fica inoperante.

Os joelhos e os tornozelos tombam no sentido interno do corpo.

O assoalho pélvico aponta para a frente do corpo, posicionando a bacia em anteroversão.

Na região lombar desabada, o osso sacro aponta para a frente do corpo.

O torso despenca sobre a bacia, enrolando e encurtando a musculatura abdominal.

A cintura afunda e se cola. O corpo tende a formar uma barriga flácida pela frente e lateralmente.

A coluna vertebral desenha uma cifose formando uma "corcova de viúva" entre as omoplatas.

As omoplatas perdem seu movimento.

Os ombros colapsam para baixo e o plexo solar afunda.

Os braços posicionam-se na frente das coxas.

A palma e os dedos das mãos tendem a retraírem-se cronicamente.

A cabeça se fixa sobre o corpo, fecha a laringe pela frente e arredonda a nuca por detrás.

O peso da cabeça recai na borda interna dos calcanhares.

Os olhos são cabisbaixos.

O espaço entre as vértebras cervicais encurta-se.

Toda a musculatura da face aponta para baixo.

A POSTURA RÍGIDA

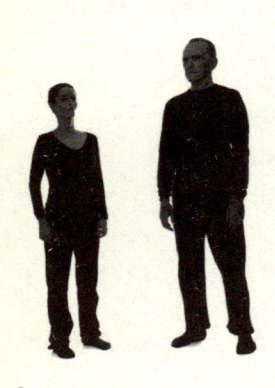

"O forte; o herói; o insensível."

A postura rígida equivale a um padrão híbrido, típico de apneia respiratória.

Pelo fato de não respirar, o rígido esconde seu verdadeiro padrão postural, que tanto pode ser o padrão de ataque como o de defesa. O tipo rígido expressa um tombamento corporal que achata e compacta o eixo, embora o mantenha na linha vertical. Na postura rígida, a inspiração, a expiração e a pausa são curtas e muito superficiais.

Características do tipo rígido

O rígido não sabe dissociar os movimentos e move-se como um bloco, sem giros ou torções, lembrando um soldadinho de chumbo. A postura rígida é esculpida nas academias, nos quartéis e nas escolas, por meio de treinamentos corporais equivocados. Os falsos comandos, tais como: "barriga para dentro, peito estufado e coluna reta", aliados à malhação excessiva, formam massas de carne dura sobre a verdadeira estrutura do corpo.

O rígido parece ter a cabeça, o tronco e a bacia cimentados, como um tanque de guerra, pronto para atacar ou se defender. A extrema rigidez muscular se expressa no seu comportamento e as emoções ficam literalmente engaioladas na massa muscular.

O rígido carece de criatividade e tem muita dificuldade para externar afeto. Ele não gosta de mudanças, tem padrões repetitivos de pensamento e ideias fixas. Adora regras e tende a desenvolver manias, criando pequenos rituais em sua rotina.

Utiliza chavões e frases feitas para expressar-se, identifica-se com o herói, o forte, e cultiva a bravura. Necessita de condecorações pelos seus méritos, sentindo-se extremamente frustrado quando não recebe elogios.

Vaidoso, identifica-se com sua forma física, podendo ficar horas a fio observando-se no espelho.

Tende a escolher seus parceiros afetivos pela estampa.

As frases célebres equivalentes aos padrões posturais

É interessante notar que cada tipo postural possui seu discurso próprio e recorrente.

Para assimilar essa conexão, imaginemos uma cena com três personagens: Jorge é um indivíduo típico do padrão de ataque, Pedro joga na defesa e João é um rígido. Os três amigos deixam o escritório ao final do expediente e percebem que está chovendo muito.

Jorge Ataque – Vamos pegar um táxi com urgência!

Pedro Defesa – Vamos *tentar* pegar um táxi... Com esta chuva é difícil!

João Rígido – Pra que táxi? Tomar chuva aumenta a imunidade!

Enquanto os três conversam, um indivíduo que estava atrás deles se adianta e pega o único táxi que estacionou.

Jorge Ataque – Esse safado furou a fila e pegou o nosso táxi! Que absurdo, ninguém presta mesmo!

Pedro Defesa – Calma... Não vale a pena se estressar. Tudo é relativo, ninguém é de todo ruim, nem bom.

João Rígido – Força, pessoal, porque tudo se resolve com esforço. Eu aguento o tranco desde criancinha e nunca reclamei de nada, porque, se reclamasse, apanhava de vara! Não era mole, não, mas sinceramente acho que meu pai estava certo. A gente só aprende no tranco!

Pedro Defesa – Deus me livre, eu não aguentaria viver nem um segundo desse jeito...

João Rígido – Pois eu aguento tudo com um sorriso nos lábios. Como eu sempre digo: "Sorria, mesmo que seja um sorriso triste, pois mais triste do que um sorriso triste é a tristeza de não saber sorrir".

Jorge Ataque – Enquanto vocês filosofam, eu vou pegar outro táxi!

Pedro Defesa – Eu vou esperar... É capaz de chover tanto que eu tenha de passar a noite aqui mesmo. Só me faltava essa!

João Rígido – Pois eu vou malhar aqui mesmo na portaria enquanto a chuva passa. Se não passar, eu volto a nado para casa!

Evidentemente, os diálogos não passam de uma brincadeira, mas toda brincadeira tem um fundo de verdade!

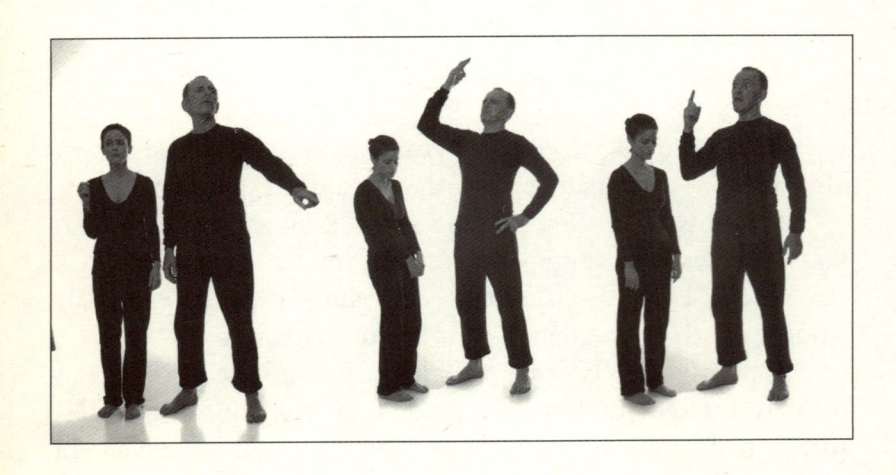

CAPÍTULO 6

A Sabedoria de Habitar no Corpo

Quando iniciamos um trabalho de conscientização corporal, a primeira providência é dar uma boa olhada no espelho para observar os padrões posturais que expressamos. É bem verdade que todos nós ostentamos padrões de guerra, embora em diferentes graus de intensidade. Os tipos posturais descritos no capítulo anterior equivalem a padrões exacerbados, que dificilmente correspondem à realidade. Na maioria das vezes, temos padrões posturais mistos que reúnem algumas características de ataque, defesa e rigidez.

Cada corpo molda-se de uma forma particular para contar a sua própria história. Portanto, é importante fazer uma auto-observação cuidadosa para enxergar como seu corpo se contorce e quais são as crenças equivocadas que se relacionam com essas torções.

Para habitar o corpo com sabedoria, é preciso construir uma relação de intimidade amorosa com ele. Descubra a sua própria beleza, evite copiar os modelos impostos pela sociedade e pela mídia: as missões heroicas para obter formas perfeitas ou para ostentar a metade da idade cronológica terminam estressando o corpo e não refletem na psiquê de forma verdadeira! Lembre-se de que, na natureza, não há produção em série ou copias xerocadas. Você é um modelo único e exclusivo da criação, e nisso residem a sua beleza e o seu poder.

O simples fato de avaliar quem você é de forma madura e honesta já equivale a 50% do processo de reabilitação, e como diz o ditado, o resto é transpiração!

Os comandos musculares para equilibrar a postura

Os comandos musculares para equilibrar a postura são anteriores à ginástica propriamente dita e constituem os gatilhos para acionar os movimentos de forma anatomicamente correta.

Os comandos musculares para o alinhamento do território de flutuação

Mantenha a flutuação da cabeça

Manter a flutuação da cabeça é o principal comando para equilibrar a postura, sendo que os demais comandos derivam dessa ordem principal.

A cabeça é a parte mais pesada do corpo; no adulto, ela pesa aproximadamente 7 quilos! O tombamento da cabeça, mesmo que milimétrico, comprime e encurta as estruturas abaixo dela. Além disso, a cabeça precisa flutuar para manter o cérebro protegido dos impactos e posicionar os olhos e os ouvidos em um patamar elevado. Essa visão panorâmica dos órgãos dos sentidos é fundamental para que o cérebro perceba a realidade e realize suas trocas com o mundo!

Posicione a visão no ponto de vista mais elevado possível,

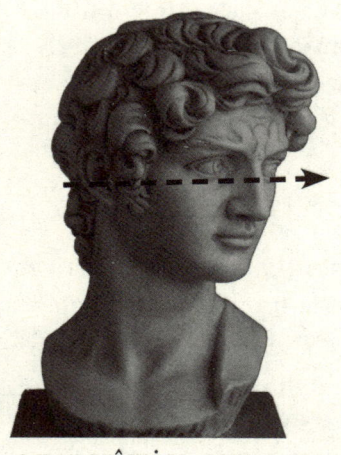

Os músculos dirigem-se para onde olhamos. Se uma pessoa se acostuma a andar cabisbaixa, fatalmente os músculos se contraem, desenhando uma forma enrolada no corpo.

A musculatura se alonga quando posicionamos o olhar no patamar mais elevado possível. Quando a visão está bem posicionada, os olhos relaxam e permitem a utilização da visão focal e panorâmica, sem o menor esforço.

Na postura tombada, utilizamos somente a visão focal e perdemos a visão panorâmica. Além de desgastar os olhos e drenar imensa energia do organismo, a visão pontual retesa cronicamente o músculo ocular. Essa contratura, por sua vez, retesa a nuca, que retesa a musculatura ao longo das costas e das pernas até os pés.

Mantenha o topo da cabeça em direção ao céu.

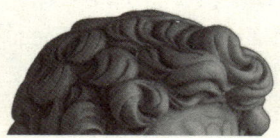

O cocuruto da cabeça é a parte mais alta do corpo. Na postura correta, o topo da cabeça fica paralelo ao céu.

Observe que a grande maioria das pessoas anda com o cocuruto posicionado para a diagonal-frente!

Essa postura projeta o olhar para baixo e, como numa reação em cadeia, desalinha toda a musculatura.

Mantenha o pescoço longo

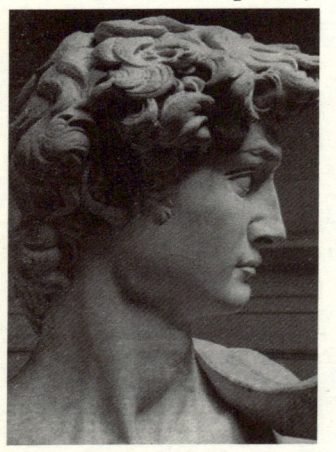

Para alinhar o pescoço, imagine que existe um sol em sua nuca e um sol idêntico em sua garganta.

Respire nessa área e pense em abrir, alongar e iluminar ambos os sóis.

Mantenha as narinas alinhadas com o horizonte

Se a pontinha do nariz estiver para baixo da linha do horizonte, é sinal de que sua cabeça está tombada e a visão está projetada para baixo.

Os comandos musculares para o alinhamento do território de leveza

Para alinhar o tronco, vamos descartar a velha imagem de um torso rígido e sustentado por um cabo de vassoura, que se chama coluna vertebral. Vamos pensar no tronco como uma sanfona, que se contrai e se expande ao ritmo da respiração.

As costelas dançam ao ritmo da respiração, em três movimentos distintos, porém articulados.

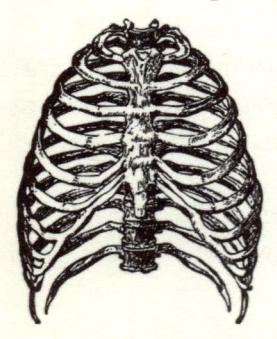

Na inspiração, as costelas flutuantes movem-se na direção "lateral-fora" e ampliam a base dos pulmões.

No segundo movimento, as costelas falsas se expandem na direção "diagonal-cima", rumo às axilas.

No terceiro movimento, as costelas verdadeiras elevam o ar na direção da cabeça.

Após a inspiração, existe uma pausa, seguida de nova expiração.

Não há força expiratória. As costelas ampliam-se na inspiração e apenas retornam à posição inicial na expiração.

A dança da respiração demanda uma coluna ereta, porém flexível.

A coluna vertebral mantém-se alongada, preservando os espaços entre as vértebras. Segundo Ida Rolf, no torso saudável, a coluna parece estar à flor da pele e não afunda entre os sulcos formados pela musculatura que a circunda.

As costas mantêm-se abertas e alongadas.

A cintura mantém-se frouxa, permitindo giros e torções.

No espaço formado pela cintura, o umbigo mantém-se aberto.

Quando o tórax tomba sobre a bacia, o espaço da cintura se encurta e o umbigo se cola. Nesse padrão, o corpo passa a mover-se como um bloco, sem giros e torções.

Na parte superior do torso, as omoplatas alinham-se horizontalmente, mantendo-se separadas da coluna vertebral.

As omoplatas movem-se na direção lateral/fora, alargando as costas a cada inspiração. Quando desalinhadas, as escápulas passam a mover-se na direção frente-trás.

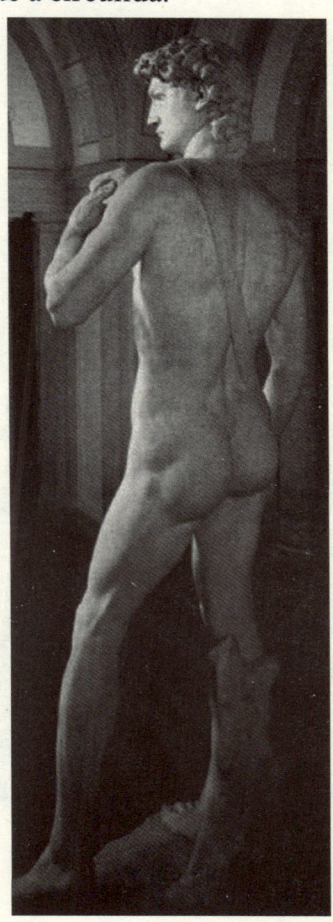

Os ombros mantêm-se baixos e ligeiramente curvados para dentro.

A ponta dos ombros recai na parte anterior do corpo, à frente das orelhas. Os ombros alinhados são ligeiramente curvados para a frente.

Os cotovelos mantêm-se frouxos e pesados. Eles são como âncoras que mantêm os ombros baixos. Os braços ficam pendurados nas laterais do tórax, sem tensão alguma.

No braço alinhado, a ponta dos cotovelos aponta para fora, enquanto os punhos apontam para dentro do corpo.

As mãos recaem sobre parte anterior da coxa, com os dedos alongados.

Os comandos musculares para o alinhamento do território de base

Mantenha a bacia perfeitamente simétrica

A bacia é como uma grande estação que coordena as partidas e chegadas das linhas musculares, transmitindo os vetores de força para todo o corpo. Para manter a bacia em posição correta, pense em alinhar os ossos íleos e ísquios lateralmente, mantendo o sacro e o cóccix apontados para o chão.

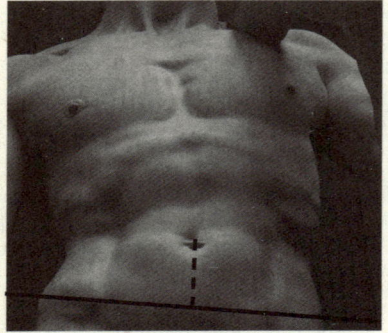

Ao traçarmos uma linha reta unindo as pontas mais altas das cristas ilíacas, encontraremos o ponto de recepção máxima da gravidade, situado a quatro dedos abaixo do umbigo. Esse ponto, denominado "Hara" pelos japoneses, ou "Tan Tien" pelos chineses, mantém-se colado às costas, sustentando a musculatura abdominal.

Mantenha os joelhos relaxados

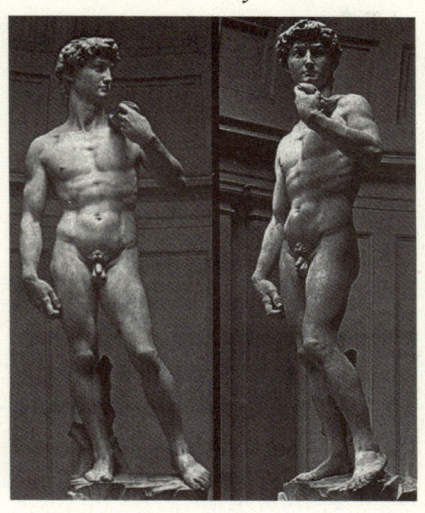

Os joelhos funcionam como âncoras que mantêm o assoalho pélvico na direção do solo e transferem o peso da bacia para os pés. Quando os pés não fazem contato com o solo, os joelhos se tornam rígidos e passam a reter o peso que deveria ser transferido ao solo. Por causa do esforço, os músculos ao redor do joelho se retraem, as coxas encurtam-se e o assoalho pélvico se desestabiliza.

Os joelhos e os cotovelos são as articulações mais expostas do corpo, e mais susceptíveis às lesões por impacto ou esforço. Sendo assim, o final dessa história é previsível: são as dores e o desconforto constantes, podendo chegar a lesão.

Os ossos do tornozelo, chamados maléolos, alinham-se horizontalmente.

Observe que na postura de defesa o maléolo interno despenca, enquanto que na postura de ataque o maléolo externo tende a rotar para fora do eixo do corpo. Na postura ereta, os maléolos mantêm-se alinhados.

Plante os pés no chão

Os pés mantêm-se bem plantados ao chão, desde o calcanhar até os dedinhos, e desde o arco interno até a borda externa.

Na marcha, os pés realizam um movimento de mataborrão, transferindo o peso a cada passo.

Quando os pés estão crispados, o movimento de mata--borrão da pisada é substituído pelo "passo de elefante". Nessa pisada, não há transferência adequada do peso do corpo, o que termina desgastando todas as articulações.

Observe suas pegadas e perceba quais são as partes mais desgastadas em seus sapatos. Assim você verificará quais são as áreas dos pés que recebem o peso e as áreas que não fazem contato com o solo.

Mova-se com o corpo todo

Por fim, alinhe os territórios corporais em uma linha reta e longa que os unifique. Visualize o cocuruto da cabeça, os olhos e a ponta das narinas bem altas, e os pés bem plantados abaixo. No centro dessa linha, mantenha o ponto Hara colado às costas e a cintura alongada. Estabeleça um ritmo constante nos movimentos e procure adequar todas as partes do corpo nessa cadência homogênea.

CAPÍTULO 7

A Postura e o Tempo

Além de registrar nossa história pessoal, o corpo expressa a história do mundo.

Existe um "esqueleto social" que se molda de acordo com as tendências ditadas pelos tempos: ao longo do século XX, os diversos padrões de comportamento influenciaram os padrões posturais e vice-versa.

O corpo sólido e compacto dos anos 1910

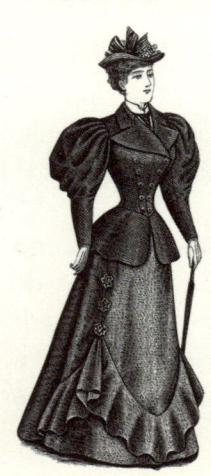

Na primeira década do século XX, a economia mundial é exclusivamente de base agrícola. Não há luz elétrica nem máquinas para agilizar os serviços, e o cavalo é o veículo de transporte. Pelo fato de a vida ter um ritmo mais lento, os movimentos também são mais pausados.

O corpo feminino move-se como um bloco, expressando pudor e recato

As mulheres cobrem-se da cabeça aos pés com roupas austeras e sem colorido, e os produtos de beleza são considerados artifícios do diabo. O corpo feminino é sólido, compacto e jamais se contorce por conta dos espartilhos que engessam o tronco. A força de compressão gerada pelos espartilhos é tão grande que chega a impedir a respiração! O padrão de beleza impõe a fragilidade física e mental como formas de sedução feminina. A medicina da época considera as mulheres menos inteligentes do que os homens, por terem o cérebro mais leve e com menos circunvalações.

O padrão de sedução masculino exalta o cavalheirismo. Os dândis da época são figuras de salão, avessos ao esporte, cultivadores da oratória, da *finesse* e das boas maneiras. O gestual é decorativo e apurado nos mínimos detalhes. Ao beber chá, o *chique* é segurar a xícara com o dedinho mínimo levantado, por exemplo.

O cinema mudo é a coqueluche da época: homens e mulheres imitam as expressões e o gestual dos artistas do cinema. Para seduzir, as mulheres lançam olhares lânguidos e significativos, enquanto os homens desenham formas no ar com a fumaça do charuto.

O CORPO REVOLUCIONÁRIO DOS ANOS 1920

A década de 1920 revoluciona o mundo, e o corpo expressa esse *frisson*. Os famosos "anos loucos" são eletrizantes, marcando um tempo de prosperidade e liberdade que contrasta radicalmente com a pacata década anterior.

É um período de grandes inovações tecnológicas, como o advento da eletricidade, o desenvolvimento dos meios de comunicação e o florescimento das artes e da cultura. A sociedade de cunho exclusivamente agrícola transforma-se, e a indústria floresce gerando empregos e formando uma classe média urbana que impõe sua ideologia.

A possibilidade de subir na vida rapidamente é fascinante, e cria-se o mito do self-made men.

O homem da década de vinte é prático, esportivo e descontraído. Suas virtudes são a força de vontade e o empreendedorismo. Ele cultua a velocidade e tem paixão pelos automóveis e aviões.

O corpo masculino ganha contornos e agilidade. O gestual é firme, enquanto os olhos mantêm uma expressão suave. O padrão de beleza masculino sugere a virilidade romântica de Douglas Fairbanks e Valentino. Surge o arquétipo de Tarzan, que será imitado pelos "almofadinhas" da época. Entretanto, o Tarzan dos anos 1920 é delicado e lânguido para os padrões atuais.

O corpo feminino passa por uma revolução. As mulheres livram-se dos espartilhos, desnudam as pernas, o colo e as costas. O corpo feminino ganha a possibilidade de se contorcer e explora suas diagonais. Entretanto, ainda mantém certas zonas de pudor e recato que se expressam por meio das axilas e virilhas fechadas e coladas.

A mulher dos anos 1920 é um bibelô

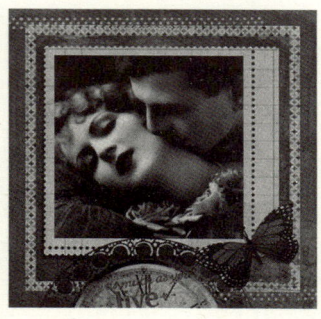

A mulher se expressa com muitos suspiros profundos para fazer charme, e são comuns os trejeitos de trazer os ombros para a frente num suspiro ou numa atitude pensativa. Os pés são pequenos e delicados, enquanto as mãos leves pousam decorativamente sobre o corpo. A mulher não pratica exercícios, evita caminhar longas distâncias e jamais fica descalça.

A expressão do olhar nunca é frontal. As divas do cinema fazem pose mantendo o corpo torcido e os olhares de esguelha.

Os anos 1920 são embalados pelo ritmo do Charleston e do foxtrote.

Os movimentos do *Charleston* expressam o *frisson*, a alegria e a liberdade dos anos loucos, por meio de seu ritmo inebriante. Os discos tornam as canções populares, enquanto o rádio e o cinema falado tornam-se a vanguarda da época.

O ideal estético dos anos loucos nos remete ao padrão postural de defesa: bacia em anteroversão, costas curvadas, axilas e virilhas coladas. A dança do *Charleston* revela este padrão com seus passos curtos, que mantêm as coxas grudadas, enquanto a elevação dos braços nunca expõe as axilas.

O CORPO RÍGIDO DAS DÉCADAS MILITARES: OS ANOS 1930 E 1940

Os anos 1930 iniciam com a Grande Depressão provocada pela quebra da bolsa de valores de Nova York e terminam com o início da Segunda Guerra Mundial. Os centros urbanos já são grandes, barulhentos, e inicia-se o crescimento vertical das cidades. O processo de industrialização está definitivamente instalado, a grande burguesia urbana e o proletariado reclamam seus direitos e se combatem.

Termina a atmosfera de sonho e surgem medidas disciplinares em todos os ramos da vida pública. Novas leis trabalhistas, o direito ao voto feminino, a instituição do horário comercial de trabalho e o sistema de pagamento a crédito.

A sociedade se organiza: tudo é máquina e tempo é dinheiro. Os movimentos são ditados pela necessidade e pelo tempo acelerado. A vida é prática, não há espaço para divagar, e desta forma o gestual perde o romantismo e a doçura.

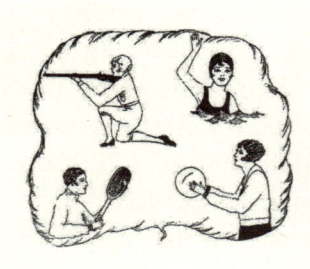

As *mulheres urbanas trabalham e ganham objetivos concretos na vida.*

As mulheres já são vistas como seres pensantes e atuantes, e iniciam a luta por seu espaço na vida pública. O corpo feminino ganha base, seus pés crescem e firmam-se no chão. O eixo do corpo se alonga, as coxas tornam-se mais rígidas e os passos são mais largos e decididos. As mulheres encaram as pessoas de frente, e a maquiagem forte realça essa expressão Elas vestem calças compridas, usam maiôs, escolhem os namorados e beijam na boca em público.

A década de 1940 militariza o corpo com a ascensão dos regimes fascistas

As décadas militares impõem o padrão rígido ao corpo. O fascismo cultua o estado forte, o chefe, a raça, o heroísmo e a força. Os governos são caracterizados pelo nacionalismo agressivo, pelo expansionismo e pela eliminação de qualquer forma de oposição ao estado. A guerra é uma causa que "exalta e enobrece".

A moda é inspirada em uniformes militares, enquanto as imagens dos chefes militares são o ideal estético dos homens e fazem as mulheres suspirar.

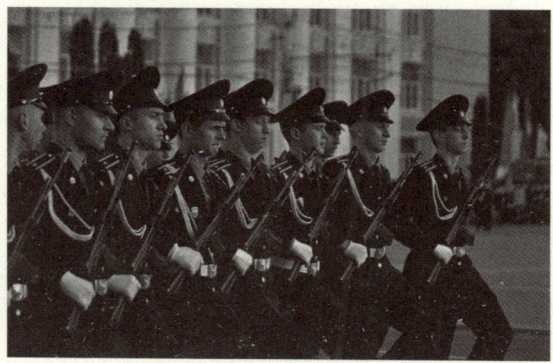

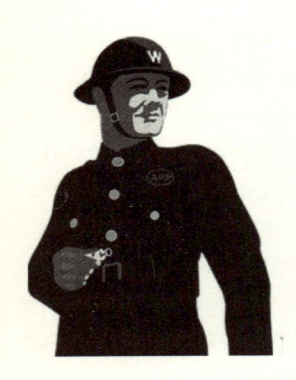

As saudações fascistas, nazistas e integralistas são incorporadas ao gestual cotidiano e os maneirismos aristocráticos caem no ridículo. O corpo torna-se uma ferramenta de trabalho e eficiência. A postura segue a ordem militar: "Peito para a frente, barriga para dentro", ancas sólidas, passos firmes, movimentos lineares e precisos. As expressões faciais são mais agressivas, mantendo o olhar firme, os maxilares rígidos e o pescoço tenso. Esta postura inibe sentimentos como o prazer, o ócio, o tédio, a descontração, a maleabilidade e a leveza.

O CORPO MASSIFICADO DOS ANOS 1950

Nos anos 1950, institui-se o lema que vigora até os dias de hoje: "O mundo é um só". As nações aglutinam-se em dois grandes blocos que se confrontam com a "guerra fria": o socialismo e o capitalismo. A possibilidade de um confronto nuclear paira sobre o planeta, e surge ameaçadora no horizonte a China comunista, com mais de um quinto da população mundial. Os países da África e da América Latina formam o bloco das nações do Terceiro Mundo. Forma-se a "aldeia global", com o desenvolvimento dos meios de transporte e comunicação. Iniciam-se as transmissões de TV e o cinema a cores. A cultura de massa pasteuriza os corpos, criando uma grande identidade física de massa.

O lema dos anos 1950 é ser "unissex". Homens e mulheres vestem jeans, camiseta, tênis e os corpos se assemelham. As atitudes físicas são ditadas pelo homem comum e ressaltam sua vida prática e cotidiana.

O "anos dourados" do pós-guerra são frenéticos e coloridos

Os corpos ganham jingado e se contorcem ao som do rock e dos ritmos latinos. Os jovens balançam freneticamente as cadeiras com Elvis Presley, e as mulheres imitam o gestual *caliente* de Carmem Miranda.

Os poetas *beatniks* exortam a rebeldia da nova juventude "transviada". O ideal de beleza feminina é ditado por Marilyn Monroe. A *femme fatale* tem o corpo bem torneado e trejeitos de menina inocente.

O CORPO LIVRE, LEVE E SOLTO DOS ANOS 1960

Durante os anos 1960, detonam-se as tensões acumuladas ao longo do processo de industrialização do mundo. O movimento pacifista quer exorcizar o fantasma da guerra atômica, e vislumbra-se um novo mundo através do *Flower Power*, dos *hippies* e da liberdade ampla, total e irrestrita.

O espaço é fascinante. O homem trava seus primeiros contatos com o cosmo, e vai à Lua pela primeira vez em 1969.

A juventude mundial ganha força de expressão e clama por liberdade de costumes ao som dos Beatles e dos Rolling Stones. É permitido tocar e ser tocado, buscando todo o tipo de sensações físicas. A percepção corporal é despertada através das viagens alucinógenas e do desbunde psicodélico.

O corpo torna-se veículo de rebeldia e prazer

A estética hippie impõe a homens e mulheres um corpo

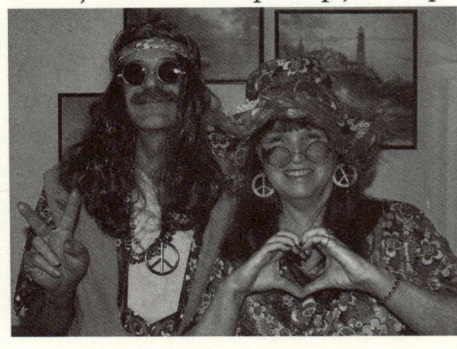

franzino, coberto de pelos, olhar vago, gestual plácido e contemplativo. A moda é oriental: túnicas amplas e sandálias nos pés, nada de roupas apertadas e colantes, sapatos fechados, ou sutiãs. O corpo deve ser leve, livre e solto. A modelo Twiggy é o ideal de beleza da época: magérrima, ossuda, com grandes olhos arregalados e cílios postiços.

O CORPO NATURAL DESPOJADO E SAUDÁVEL DOS ANOS 1970

Os anos 1970 iniciam nos embalos de Woodstock com o refrão "Sexo, Drogas e Rock n' Roll". Há muita loucura no ar e vale tudo para ser feliz. A sensualidade está à flor da pele, e qualquer maneira de amor vale a pena.

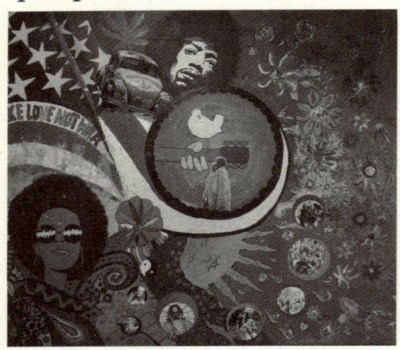

Jimmy Hendrix leva a juventude ao delírio ao se masturbar com a guitarra.

A nova ordem é trabalhar a "cuca". Quando a "cuca" é boa, o mundo vai bem.

Em meados da década de 1970, ocorre o "boom" da psicologia, e a postura torna-se mais reflexiva e pensante, comparada às atitudes desbundadas dos anos 1960. Por outro lado, a prática de esportes e a vida ao ar livre ganham popularidade. A estética do surfe exorta o corpo natural, despojado e saudável.

O ideal de beleza é ditado por Farrah Fawcett, com seu cabelo longo e cortado em camadas e sua aparência bronzeada.

No final da década, John Lennon declara que o sonho acabou.

A ideologia *hippie* é totalmente manipulada pela indústria de consumo, gerando rios de dinheiro. Enquanto isso, nada mudou no planeta. Apesar da liberdade sexual, o homem continua solitário, todos os problemas se agravaram e o consumo é a grande religião. O mundo tem graves e complexas questões, como a fome, o desemprego, o crime, a corrupção, as ditaduras, o imperialismo, o êxodo rural, a superpopulação, a superprodução, a doença e a injusta distribuição de riquezas.

O culto aos músculos vai crescendo com o passar das décadas

Nos filmes de super-heróis dos anos 1970, os protagonistas têm os contornos do corpo bem definidos, mas ainda são longilíneos. Os corpos anatomicamente corretos dos justiceiros expressam a virtude, a honra, a lealdade, o dever e o civismo. (O filme *Super-homem*, estrelado por Chistopher Reave foi lançado no final da década com enorme sucesso.)

Já o Hulk é, ao mesmo tempo, uma vítima e um herói: sua carne extrapola as medidas do bom senso por ser fruto de experimentações nucleares malssucedidas. (O Hulk foi criado nos anos 1960, mas fez grande sucesso em série televisiva exibida em 1978 nos Estados Unidos.)

O CORPO "*FITNESS*" DOS ANOS 1980

Na década de 1980, a classe média urbana cultiva o corpo para aliviar tensões e como forma de autodefesa. A aldeia global está definitivamente instalada: em 1989, cai o muro de Berlim, marcando o final da Guerra Fria.

O fantasma da AIDS moraliza o comportamento sexual. A liberdade sexual, tão cultuada nas décadas anteriores como fonte de liberdade e prazer, passa a ser uma ameaça. O encontro com o "outro" torna-se perigoso, e os indivíduos isolam-se cada vez mais. Há descrença e desencanto no ar, e buscam-se saídas individuais para contornar a crise

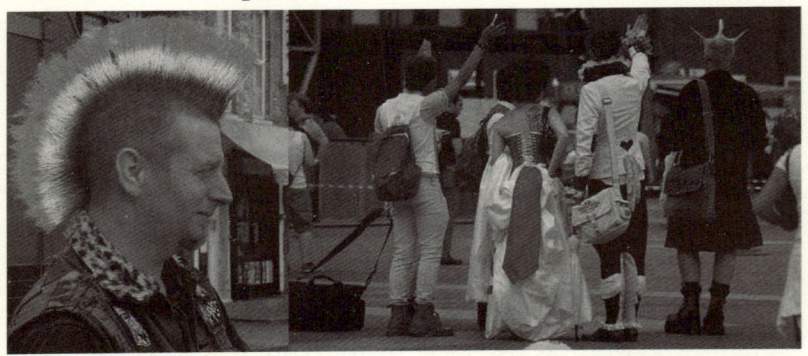

A civilização "hightech" comporta todas as tribos, com seus modismos e ideologias: "pós-hippies, punks, darks, góticos, naturebas, esotéricos".

Michael Jackson é a grande estrela da década e faz sucesso mundial com o álbum *Thriller*. O jingado de seu corpo torna-se uma fonte de inspiração para novas danças, embaladas pelos ritmos eletrônicos, como o *Rap* e a *Street Dance*.

A ginástica, a aeróbica e o "fitness" são a grande mania entre as mulheres, que passam a cultivar a força física.

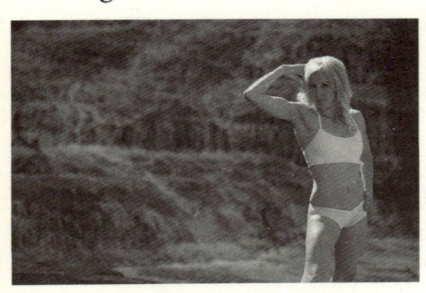

A moda feminina exorta a força e os músculos, utilizando ombreiras que imitam os jogadores de futebol americano para alargar as costas.

O CORPO-FORTALEZA DOS ANOS 1990

Nos anos 1990, o mundo torna-se ainda mais violento e ameaçador. A ecologia é tema constante de discussões, uma vez que a natureza do planeta está devastada. Entretanto, a indústria do consumo segue totalmente alheia aos perigos da desestabilização do meio ambiente. Em 1991, a soja transgênica (modificada geneticamente) invade o mercado e, em julho de 1995, é realizado o primeiro processo de clonagem de um mamífero, com a ovelha Dolly.

Todas as ideologias caem definitivamente por terra, e o homem só existe no plano pessoal. Ele investe em si mesmo e no seu corpo. O ideal estético é espartano. Ser belo é ter a carne dura, corpo forte e atlético.

O corpo ganha músculos e contornos definidos, e os movimentos são mais compactos.

Saúde é sinônimo de felicidade. Homens e mulheres "malham" diariamente, consomem vitaminas, fazem dietas, vestem-se com malhas colantes e coloridas. Madonna é o ícone da época com seu corpo definidíssimo e sua atitude de mulher forte, livre, corajosa, autossuficiente e explicitamente erótica. Em 1982 é lançado o filme *Rambo*, apresentando o personagem, que ostenta um corpo hipermusculoso. O Rambo é um tanque de guerra blindado por grossas camadas de carne dura, e sua couraça muscular é justificada pela necessidade de proteger a nação contra os inimigos.

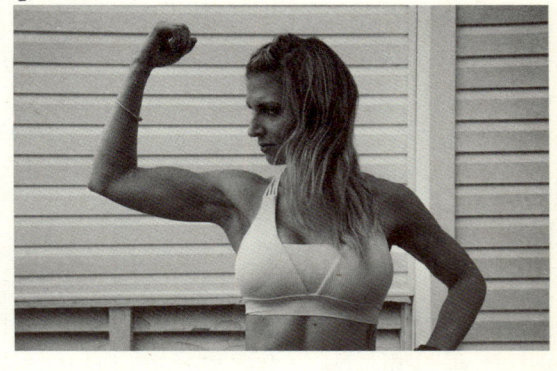

O CORPO ESTRESSADO DO NOVO MILÊNIO

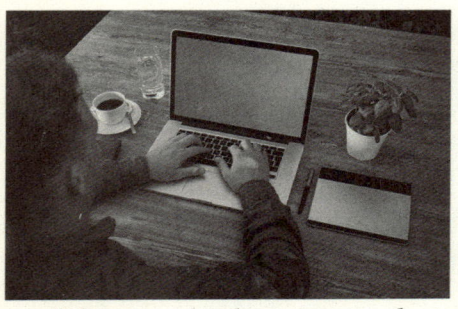

Nos anos 2000, a globalização da informação atinge um nível sem precedentes históricos. A internet, as redes sociais, a telefonia celular e a comunicação por mensagens instantâneas modificam radicalmente os relacionamentos humanos. Apesar do fantástico progresso tecnológico e científico, o homem segue muito solitário. Cada indivíduo se torna uma ilha que protege seu espaço pessoal e o isola dos perigos externos. Os relacionamentos virtuais o preservam das frustrações desencadeadas pela intimidade e pelo contato físico. Os corpos estão fragilizados, pelo excesso de drogas, e enlatados, pelo ritmo desenfreado da vida urbana, pelo sedentarismo e pela poluição ambiental.

Nas primeiras décadas do milênio já não há caminhos predeterminados a seguir.

Cada indivíduo se veste como quer, escolhe o seu estilo de vida e a imagem que deseja mostrar. Paradoxalmente, essa liberdade de costumes afeta sobretudo os jovens, gerando neles a necessidade de pertencer a um grupo específico. Cada tribo ostenta padrões de conduta e estilos de vida próprios, facilmente identificáveis em seus corpos.

Os "nerds" não fazem exercícios nem tomam sol, e passam seus dias na frente do computador.

Já os "marombados" são fortes, tatuados, consomem vitaminas e passeiam com seus "cachorros agressivos". Os "execs e patricinhas" vestem-se com grifes caras, são mais conservadores em suas relações afetivas e visam à ascensão social.

O rejuvenescimento é a palavra da moda. Homens e mulheres recorrem à cirurgia plástica, utilizam próteses de silicone, fazem preenchimentos com botox, *liftings*, *peelings*, clareamentos dentais, escovas definitivas para os cabelos, tatuagens, e utilizam toda gama de aparelhos estéticos com mais frequência e naturalidade. Tudo é válido para realçar a imagem, e já não se sabe mais o que é "o corpo natural" e "o corpo artificial".

Na virada do milênio, surgem os heróis cibernéticos que ostentam corpos marombados, aliados a poderes mentais.

Wolverine é um mutante da raça humana, nascido com incrível poder de regeneração. Ele passa por experiências genéticas para substituir seus ossos por um tipo de metal indestrutível.

No final do século XX, o filme *Matrix* inspira-se na computação gráfica para apresentar a realidade como uma dimensão virtual projetada pela mente humana. O filme expressa uma nova visão do corpo, que substitui a supremacia dos músculos pela supremacia da mente. Os corpos supervelozes, acrobáticos e extremamente ágeis dos protagonistas de *Matrix* são operados pelo poder da mente e por meio desta operam milagres.

Apesar dos inúmeros problemas, os tempos modernos proporcionam comodidades.

O avanço da ciência e da medicina combate inúmeras moléstias e prolonga a vida, criando um abismo entre os "belos e eternamente jovens" corpos da atualidade e os corpos de seus ancestrais. Se voltássemos no tempo até a Idade Média, veríamos pessoas franzinas e de pequena estatura, sem asseio e repletas de piolhos. A estimativa de vida era de aproximadamente 30 anos, já que eventualmente se morria de peste, de gripe ou de otite.

Atualmente a população está mais alta, mais forte, mais capacitada e vive de maneira muito mais confortável. Há mais liberdade de expressão do que em qualquer tempo, e há campanhas contra todos os tipos de preconceito, com base no *establishment* do "politicamente correto". Surgem novas leis de proteção ambiental e aumenta o interesse por novas fontes de cura e harmonização. Mesmo assim, as ações empreendidas por uma elite consciente são infinitamente menores do que o caos em que mergulhamos. O progresso não resolveu problemas básicos como a miséria e o desamparo à condição humana, a natureza está depauperada, o planeta está coberto de lixo e agrotóxicos cancerígenos, e a palavra estresse nunca foi tão pronunciada.

Neste epílogo dos tempos, vislumbramos um futuro nebuloso, e apenas uma coisa é certa: se persistirmos com as condutas predatórias, as gerações futuras pagarão o preço de nossos abusos. Se optarmos por seguir o processo de pacificação individual e coletiva, nossos descendentes serão mais saudáveis e felizes, e garantiremos a perpetuação da espécie.

Quem viver verá...

PARTE II
A RELAÇÃO ENTRE OS MÚSCULOS E AS EMOÇÕES

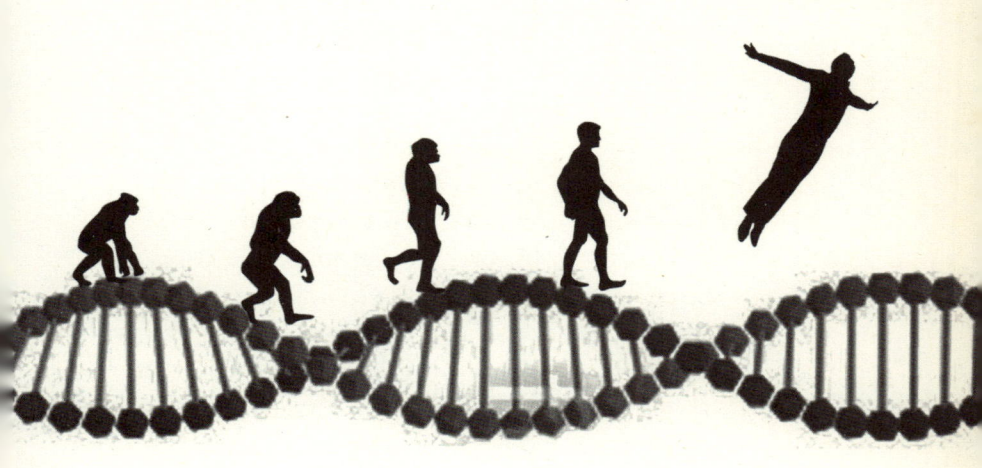

CAPÍTULO 8

A Forma Informa

"A vida é tudo o que acontece enquanto você está muito ocupado fazendo planos."
John Lennon

    O corpo fala, não existe a menor dúvida. Entretanto, a fala do corpo é anterior à razão: primeiro eu soco a mesa, depois digo basta! Existe um lapso de segundos entre o soco na mesa e a reflexão verbalizada.
    Essa liberdade de expressar primeiramente através do corpo é inata no bicho homem; quando éramos crianças, tínhamos a fluidez de pular, virar cambalhotas, dançar de alegria e nos contorcíamos no chão quando algo nos afligia. Porém, com o passar dos anos, vamos perdendo a espontaneidade do início da vida e o corpo vai "travando". Quando viramos "gente grande", passamos a explicar os afetos em vez de senti-los. Necessitamos de justificativas lógicas para agir, e criamos um oceano de distância entre as nossas mirabolantes teorias e os nossos atos.
    Há um sábio provérbio que diz: "Para se conhecer uma pessoa, é preciso observar o que ela faz", e a natureza ensina

esta lição: uma banana velha é negra, enrugada e flácida, enquanto a banana verde é dura e rígida.

A forma da banana informa sobre o conteúdo da banana. Já o bicho homem sente de um jeito e mostra o contrário!

Quantas vezes ouvimos declarações do tipo: "No fundo sou totalmente diferente daquilo que demonstro", "Não quero ser julgado pelo que aparento, mas pelo meu valor interno", "A beleza exterior é superficial, o importante é ser belo por dentro". Essas afirmativas são tidas como pérolas de sabedoria, porque fomos educados para aceitar a dissociação entre a imagem externa e a essência. Essa dissociação entre a forma e o conteúdo denomina-se Inexpressão.

A pessoa expressiva é clara e legível ao outro, porque seu corpo comunica aquilo que pensa e sente. Já a pessoa inexpressiva demanda uma tabela de conversão por parte do interlocutor. Ela diz "estou felicíssima" com o corpo tombado, declara seu amor com os braços cruzados e pede perdão com o peito duro e empinado! Como ser amoroso em atitude de defesa, sem amolecer o peito, que é o local do aconchego?

A "maromba" excessiva também interfere na comunicação, pois o indivíduo veste a pele do forte, corajoso e seguro de si. Se precisar de amparo, se quiser um colinho ou sentir-se frágil, seu pedido vai parecer uma piada aos olhos alheios. Já o homem franzino e avesso aos exercícios poderá encontrar dificuldades para comandar e dizer não!

Quando a forma não bate com o conteúdo, não há credibilidade, não há carisma nem convencimento. A pessoa torna-se insegura, pois seus atos não têm o retorno que ela imagina e deseja. Por fim, passa a duvidar de si mesma, de sua capacidade de empreender e de ser compreendida.

Para piorar a situação, a pessoa inexpressiva tende a ser julgada como falsa pelo "outro", embora na maioria das vezes a confusão entre forma e conteúdo seja totalmente inconsciente. Ela é idônea, imagina que esteja agindo de forma transparente e termina frustrada, achando que o mundo não a compreende. Curiosamente, ela não computa que "o outro" se encontra fora dela e, portanto, só pode assimilar as mensagens que são exteriorizadas!

Ao tornar-se ilegível, a pessoa inexpressiva exige que o outro a decifre e que adivinhe telepaticamente o que ocorre em seu íntimo. A responsabilidade é sempre transferida para o outro!

Na visão quântica, não existe a possibilidade de transferir a responsabilidade para alguma coisa ou alguém, porque somos os únicos responsáveis pelas nossas criações. Dessa forma, se aquilo que eu mostro não condiz com aquilo que eu sou, é sinal de que existe um equívoco em mim!

Como disse sabiamente Clarice Lispector:

"Depois do aparecimento do espelho, cada um é responsável pela cara que tem".

A partir de agora, vamos navegar em águas mais profundas do pensamento integrativo. A meta é ganhar mais intimidade com o corpo e a respiração para vivenciar as emoções de forma mais muscular e menos teórica.

CAPÍTULO 9

A Expressão Muscular das Emoções

No velho pensamento fragmentado, os músculos são vistos apenas como alavancas do movimento. Entretanto, os músculos são grandes alquimistas, responsáveis por transformar pensamentos e sentimentos em ações físicas e palpáveis. Cada emoção que vivenciamos é deflagrada por um grupo muscular preciso, localizado em um determinado território corporal. Dessa forma, podemos mapear as emoções no corpo, reconhecendo como os afetos alteram a nossa respiração e combinam os músculos à sua maneira.

A expressão muscular dos instintos no território de base

Para expressar os instintos, o corpo volta a mover-se como um quadrúpede: as mãos e os braços perdem a leveza e tornam-se rígidos como patas. Os pés são bem plantados ao chão, os joelhos são rígidos, os esfíncteres estão contraídos, o torso está tencionado, a nuca dura e os maxilares "trincados". Esse desenho muscular sofre pequenas variações de acordo com a emoção manifestada.

A raiva
A cólera faz o corpo borbulhar como um chafariz.

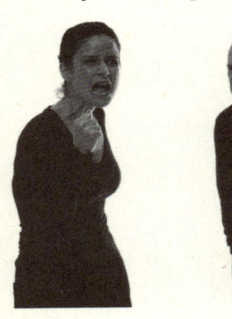

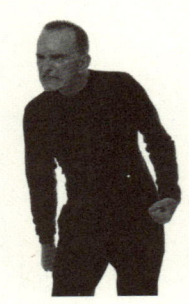

A respiração da raiva é curta e rápida, produz calor no abdômen, enquanto esfria as extremidades. Podemos suar frio nas mãos e nos pés, e sentir dormência nos lábios e nos dedos. A raiva crispa toda a musculatura, principalmente os músculos da face, do pescoço e do colo.

O descontrole dos sentidos provocado pela fúria se expressa fisicamente por meio da desorientação espacial. O corpo raivoso move-se como um trator desgovernado, derrubando tudo o que encontra pela frente. Quando "perdemos a cabeça", os olhos ficam vidrados, gerando uma cegueira momentânea que nos leva a "ver tudo vermelho à nossa frente".

A raiva é extremamente cansativa e debilita o organismo. Pelo fato de não conseguirmos sustentar a raiva por muito tempo, ela se transforma em irritação. Aí é que mora o perigo: a irritação se instala no organismo e na psiquê, e passa a ser uma segunda natureza da pessoa. O irritado é viciado em briga, já que ela funciona como uma válvula de escape momentânea para descarregar a sua irritação. Mal sabe ele que a irritação é um saco sem fundo! Os pensamentos e sentimentos irritados geram brigas, que geram mais pensamentos e sentimentos irritados! Com o passar do tempo, o corpo do irritado perde a resiliência, pois sua musculatura está sempre contraída e não relaxa jamais.

O ódio

O ódio é duro, seco, frio e amplia a percepção espacial.

O ódio é um sentimento que "aterrissa" os pés no chão e imobiliza o corpo. Sua respiração é lentíssima, quase inexistente. Perto do ódio o corpo borbulhante e desgovernado da raiva parece infantil. O "indivíduo que odeia" é um grande estrategista: seus olhos dissecam o espaço como um radar que registra todos os movimentos de sua presa. Ele sabe esperar o momento certo para o bote, pois sua respiração longa o torna muito paciente.

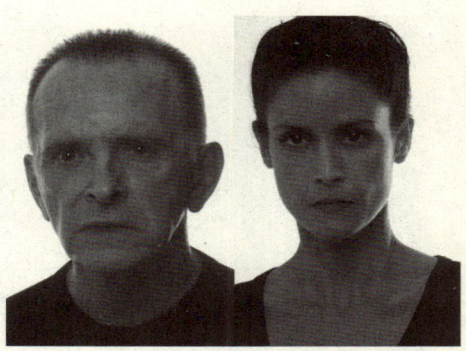

O odiador é cruel e perverso, porque é frio. Não existe empatia ente ele e sua presa, e seu coração está congelado. Como diz o ditado: "A vingança é um prato que se come frio".

Sinta a diferença entre o ódio e a raiva pela via muscular.

Inicialmente fique parado sem mover os pés, mantendo o peito quase imóvel e respire lentissimamente. Imagine que os seus olhos estão ligados ao baixo ventre. Essa é a musculatura do ódio. Agora, contraia seus braços e punhos, afunde os pés no chão, dobre os joelhos, trinque os maxilares e os dentes. Respire no baixo ventre rapidamente, bufando pelas narinas. (Perceba que nesse estado você já não consegue enxergar nitidamente.) Compare o descontrole da raiva com o domínio do ódio.

A inveja
A inveja é um ódio sorridente.

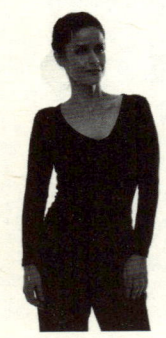

A inveja, o sarcasmo e o cinismo são "parentes" do ódio e assumem as mesmas características do sentimento matriz: expiração longa, pés aterrados ao chão, corpo frio tendendo à imobilidade, visão circular e precisão espacial. Entretanto, a inveja é um ódio sorridente. O invejoso e o cínico tendem a esboçar um "sorriso de Mona Lisa" no canto dos lábios.

A inveja projeta-se pelo ânus. A palavra IN VEJA significa "in-ver" ou "inverter a visão". Efetivamente, os invejosos e cínicos enxergam pelos "olhos de baixo", como se os olhos estivessem ligados ao ânus.

Como diz o sábio ditado popular: "A inveja é uma merda".

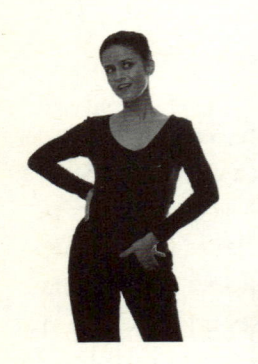

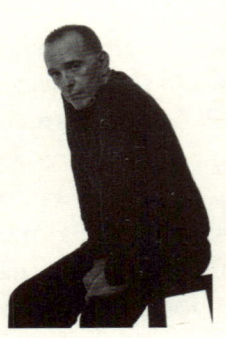

A sensualidade

A sedução se expressa pelas diagonais, quebrando os contornos do corpo.

Quando nos "pavoneamos" para seduzir, inconscientemente nos contorcemos, fazemos trejeitos com os ombros e lançamos olhares de esguelha. Não existe sensualidade frontal, como uma foto para documentos. A sedução se expressa pelas diagonais, quebrando os contornos do corpo.

A sensualidade é visceral e quente. Seu calor provém da respiração curta, com ênfase abdominal, e sua visceral idade provém da intensa energia centrada nos órgãos sexuais. O desejo é uma emoção molhada, que produz saliva na boca e lubrifica os órgãos sexuais. Podemos babar, literalmente, quando desejamos algo e dizemos "eu babo por você!", quando sentimos forte atração sexual.

A EXPRESSÃO MUSCULAR DOS SENTIMENTOS NO TERRITÓRIO DE LEVEZA

Os sentimentos já elaborados pela personalidade se expressam através do tórax, e podem ser de cunho inspiratório ou expiratório. Os sentimentos com ênfase inspiratória suspendem o esqueleto, enquanto os sentimentos com ênfase expiratória o colapsam.

A expressão muscular dos sentimentos com ênfase inspiratória

A alegria

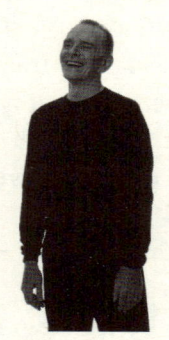

O homem é o único animal que ri ao sentir alegria. É impossível manter a boca fechada sem mostrar os dentes.

A alegria é um sentimento inspiratório, que eleva as costelas para cima na direção do topo da cabeça e para as diagonais, na direção das axilas. Essa respiração suspende as comissuras labiais (a musculatura dos cantos dos lábios), gerando o sorriso.

Experimente contatar a alegria de forma muscular

Ao inspirar abra as costelas e suspenda o tórax, mas expire tranquilamente. (Evite inspirar com força, apenas imprima um jato inspiratório mais tônico do que o expiratório.)

Você vai esboçar um sorriso automaticamente, e a alegria será convidada a entrar em seu corpo!

Agora experimente o inverso: inspire de maneira curta e modesta, expire com força e pressione as costelas para baixo.

Observe que nesse padrão respiratório é impossível conectar a alegria. Experimente dizer "que maravilha", ou "estou me sentindo muito bem" nesse desenho corporal.

Percebe que você está blefando?

A *euforia* é como uma grande alegria que acelera a respiração e afasta as comissuras labiais, provocando a gargalhada. Experimente aumentar o tônus muscular da alegria: respire mais profundamente, expanda as costelas para cima e para longe. Agora é fácil dizer "que maravilha", ou "estou me sentindo muito bem".

Sua expressão tornou-se verdadeira!

A ternura

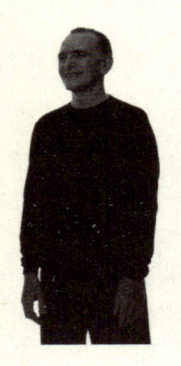

A ternura é uma alegria mansa e contida no plexo solar.

Enquanto a alegria abrange todas as costelas, a ternura se expressa unicamente através das sete costelas verdadeiras, situadas na parte alta do tórax. Sua respiração amplia apenas a parte superior do tórax, para a frente e para cima. A ternura se expressa através do sorriso que não revela todos os dentes.

A ternura é um sentimento que fala de acolhimento e de doçura. É impossível acolher com o peito duro!

Para contatar a ternura, é preciso respirar bem macio no peito até sentir que o osso esterno voltou a mover-se. Perceba que o osso esterno possui um suave balancinho: na inspiração o esterno se eleva, as costelas se abrem e se ampliam. Na expiração, o esterno retorna à sua posição inicial e as costelas acompanham seu movimento.

Esse balanço convida as costelas para dançar!

O orgulho

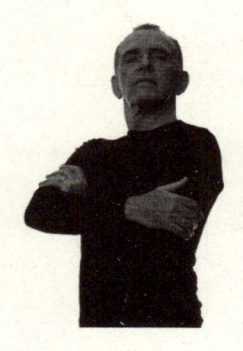

O orgulho se expressa através do "peito de pavão" duro, inflado e projetado para a frente do corpo.

O orgulho e seus parentes (arrogância, prepotência, vaidade) são emoções inflamáveis, pois contêm uma pitada de irritação. O orgulho se expressa através do "peito de pavão" duro, inflado e projetado para a frente do corpo. O osso esterno e a região do centro do tórax não se mexem. O orgulhoso tem a nuca dura para sustentar um olhar de superioridade em relação aos demais. Suas narinas apontam para cima e seus pés apontam para fora. O orgulho é um sentimento típico de fixação inspiratória, sendo que a expiração é curta e superficial, e a pausa respiratória é brevíssima.

O poder

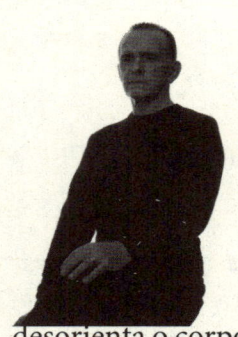

O poder amplia a percepção espacial. O poder é projetado através da nuca, gerando uma tensão crônica nas vértebras cervicais, que endurece o olhar. A dureza da nuca e do olhar expressa o desejo de manter o controle absoluto sobre tudo.

Existe uma grande diferença entre o poderoso e o orgulhoso. O orgulho é parente da fúria, um sentimento quente, que desorienta o corpo no espaço. Já o poder é parente do ódio, um sentimento gelado, que amplia a percepção espacial.

O corpo do orgulhoso tende a pendular, porque seus pés não conseguem suportar o "peito de pavão". Já o corpo do poderoso tende à imobilidade, e seus pés são muito bem assentados ao solo. O poderoso "sabe onde pisa", e isso lhe confere o controle sobre as situações. O indivíduo poderoso não precisa necessariamente ser orgulhoso: no corpo poderoso e sem orgulho, o ponto de tensão situa-se na nuca, entretanto o peito não se infla. Já o poderoso-orgulhoso é um pavão com a nuca tensa.

A *expressão muscular dos sentimentos com ênfase expiratória*

Os sentimentos com ênfase expiratória colapsam o esqueleto empurrando as costelas para baixo e para dentro.

A tristeza

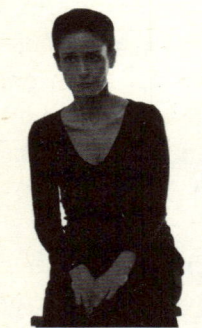

O corpo triste enrola-se como um caracol.

A tristeza é um sentimento que permeia todas as emoções expiratórias. Sua inspiração é curta, enquanto a expiração é longa e "afunda" o tórax a cada alento. Apesar de fechar o corpo, a tristeza não provoca rigidez muscular, pois não contém raiva nem ódio. A tristeza é suave e não cobra, não culpa nem critica.

A mágoa

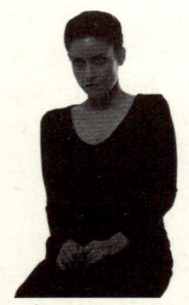

A postura da mágoa tomba e enrola o corpo para abrigar uma raiva que não se dissolveu com o tempo.

O corpo magoado é tombado, enrolado e amarrado pela ira cristalizada no baixo ventre, no peito e na garganta.

Por ser parenta da raiva, a mágoa é um poço de cobranças, culpas e críticas. O rancoroso sente-se continuamente vitimado, incompreendido e injustiçado por circunstâncias da vida ou por pessoas que lhe devem algo.

O padrão respiratório do magoado expressa uma raiva do passado que não se dissolveu, formando nódulos que bloqueiam a trajetória do ar.

O primeiro nó fecha a laringe e a glote, dificultando a deglutição e provocando a sensação de "engolir a seco".

O segundo nó afunda o plexo solar, provocando a sensação de um "buraco no peito".

O terceiro nó provoca uma constante ebulição no baixo ventre, por causa da raiva malprocessada.

O medo

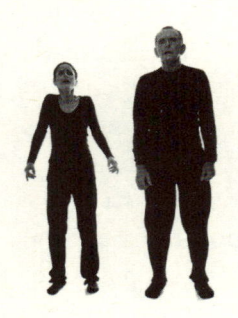

O medo do tórax

O medo do tórax é difuso e vago, pois não está atrelado a circunstâncias externas.

O tórax expressa o medo que não é palpável, e não decorre de um fato concreto, como o medo do desconhecido, o medo de errar, o medo de não ser aceito, o medo de se comprometer, o medo de amar.

Por ser vago, o medo do tórax é chamado de inquietação, insatisfação, apreensão ou suspeita.

O medo do tórax se expressa através de um buraco no centro do peito endurecido. Sua inspiração é curta, ao passo que sua expiração brusca afunda o peito a cada alento.

O medo do baixo ventre

O medo do baixo ventre costuma ser deflagrado por um fato concreto, como o medo provocado por um assalto, o medo de viajar de avião, o medo de temporal, etc.

O medo do baixo ventre chama-se desespero. O corpo desesperado torna-se totalmente rígido, crispado e desgovernado. Os olhos fixos e arregalados turvam a visão e inibem a percepção dos movimentos no espaço. O terror contrai o ânus e repuxa a língua na direção da goela. Sua respiração é abdominal, curta, ofegante, com ênfase inspiratória.

(Evidentemente, podemos chegar ao desespero por conta de circunstâncias internas e vagas. Quando amplificamos o medo difuso através de sentimentos e pensamentos, automaticamente deflagramos comandos musculares que o convertem em terror.)

A angústia

A angústia é uma emoção muito perigosa, pois não contém uma forma que a torne perceptível.

A angústia é um sentimento parasita, que sobrevive unicamente quando está ligada a outra emoção. Sentimos raiva angustiada, alegria angustiada, tristeza angustiada, sexualidade angustiada e até mesmo amor angustiado. Entretanto, não há *angústia angustiada*. Por conta dessa indefinição, o angustiado não sabe dizer o porquê de sua angústia, e talvez nem saiba que está angustiado.

Podemos identificar que o sentimento de angústia contém uma inadequação ao tempo. O angustiado nunca está no lugar certo e na hora certa. Ele sente que o tempo está passando e que não está realizando coisa alguma. Entretanto, não sabe identificar o que deveria realizar.

Essa equação é perversa, pois, quanto mais o tempo passa, mais angústia ele sente!

A EXPRESSÃO MUSCULAR DOS SENTIMENTOS NO TERRITÓRIO DE FLUTUAÇÃO

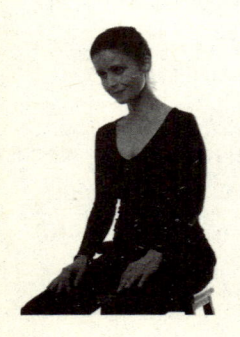

Os sentimentos harmoniosos se expressam pelo corpo tranquilo e pela leveza dos gestos e movimentos. A musculatura da face distende-se, a língua pousa relaxadamente na boca, o olhar é doce e distendido.

A respiração é serena, ampla e profunda. A cada alento, o ar é tragado do baixo ventre e ascende até o topo da cabeça. A expiração é mais lenta, e há uma pausa respiratória maior antes de inalar o próximo alento.

Por conta desse padrão respiratório, a sensação da passagem do tempo é mais branda e pausada do que nos estados angustiados.

A humildade, a modéstia e a gratidão

A humildade, a modéstia e a gratidão se expressam através do topo da cabeça e do tronco levemente inclinado, em atitude de reverência. Os ombros curvam-se ligeiramente para dentro.

A generosidade e a compaixão

O olhar compassivo e generoso é abrangente, circular e se expressa através da cabeça erguida. Já na humildade, a visão converge para baixo.

A esperança e a fé

O esperançoso e o fiel não empreendem, mas entregam-se ao divino, para que este atue. A esperança e a fé podem ser definidas como uma doce espera pela intercessão divina, que se manifesta no olhar tranquilo, projetado para a frente, além do horizonte.

O semblante se mantém relaxado, a respiração é calma e serena, já que não há pressa nem angústia para obter resultados.

O amor incondicional e a paz

O amor é o sentimento matriz de todas as emoções transcendentes. Quando sentimos amor, ocupamos o espaço com total consciência. O corpo amoroso move-se sem rigidez, "fluindo com a vida".

A paz permeia todas as emoções transcendentes, sendo o único antídoto para a angústia. É impossível sentir "paz angustiada".

A EXPRESSÃO DOS ESTADOS EMOCIONAIS NO CORPO

Os estados emocionais correspondem a uma mistura de sentimentos que se expressam por meio da reunião de várias teclas, formando os acordes.

Os sentimentos humanos podem ser contados nos dedos, assim como as matrizes das cores básicas. Tal como o azul combina-se ao amarelo para produzir o verde, os sentimentos básicos se combinam para produzir estados emocionais, como a culpa, a vergonha e a timidez.

Cada estado emocional se expressa pela combinação entre as musculaturas dos sentimentos contidos nele.

Aprender a corporificar os estados emocionais é como aprender a tocar piano: No início cada tecla é tocada separadamente. Em seguida, as teclas são combinadas para formar os acordes.

A culpa

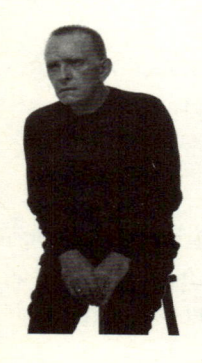

A culpa se expressa pela intercessão entre as musculaturas do orgulho, poder, medo e mágoa.

À primeira vista, o corpo culpado é tombado pelo arrependimento por ter cometido um erro e pelo medo das consequências. Por penitência, o corpo carrega o peso do mundo nos ombros, assim como a gigante Atlas carrega o globo terrestre entre suas omoplatas. Seus passos são arrastados pelo fardo pesado, seus olhos estão fixados na direção do chão, e seu padrão respiratório contém os três nós que caracterizam uma mágoa de si mesmo.

Entretanto, o culpado é extremamente vaidoso, a ponto de sentir-se um gigante capaz de carregar as aflições humanas em seu lombo. Se tivesse um pouco de modéstia, perceberia que não é um Deus e soltaria a sua cruz!

Essa superioridade orgulhosa se expressa como uma tensão ascendente no peito, que impede o culpado de soltar o peso da cruz. A nuca tombada e o olhar cabisbaixo do culpado não têm nada a ver com humildade; pelo contrário, essa postura expressa o arrependimento, que nada mais é do que o poder contrariado. A única diferença é que o poder enrijece a nuca *empinada*, enquanto o arrependimento enrijece a nuca *colapsada*. Já o medo enrola o corpo culpado para dentro e para baixo, vitimando-o. A discrepância entre as diversas posturas expressa os conflitos internos do culpado!

A timidez

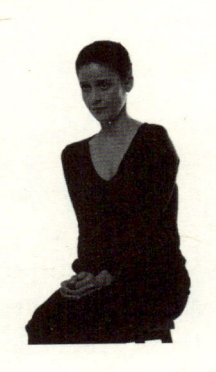

A timidez é provocada pela intercessão das musculaturas do orgulho e do medo.

O corpo tímido é enrolado, as narinas apontam para baixo e os pés convergem para dentro. Por essa postura o tímido foge da exposição e manifesta seu medo de ser alvo de comentários, olhares e situações que o coloquem em uma vitrine.

À primeira vista, a postura tímida é igual à postura triste, a não ser por um detalhe: o tímido possui uma extrema tensão nas axilas. Essa contenção impede os gestos largos e limita os movimentos dos braços. Dessa forma o tímido se protege da exposição e das trocas com o mundo. Por outro lado, as axilas são como grutas que escondem os segredos do "Eu", situado no centro do peito. As axilas contidas do tímido ocultam a sua fantasia secreta de enxergar-se como o centro do Universo, imaginando que todas as atenções convergem para ele. É precisamente o medo vaidoso desse impacto provocado pela sua presença que leva o tímido a se ocultar!

O pudor

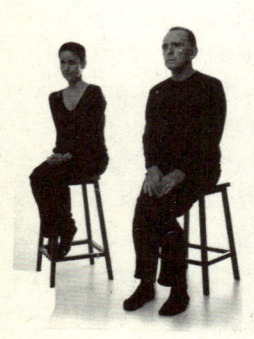

O pudor se expressa pela contradição entre as musculaturas da sexualidade e do medo.

A musculatura do medo salta aos olhos no corpo pudico, pelo desenho enrolado para dentro e pela contenção dos gestos. Na realidade, o pudico tem medo de sua sensualidade borbulhante. O pudico oculta seu tesão nas virilhas, fazendo uma pressão constante entre as coxas para aplacá-lo. Por conta da amarração nas coxas, os passos do pudico são pequenos e seus pés convergem para dentro. É curioso notar que, enquanto as axilas são as grutas que ocultam os segredos do "Eu", as virilhas são as grutas que ocultam os segredos do bicho.

O egoísmo

O egoísmo se expressa pela mistura entre as musculaturas do ódio, do poder e do orgulho.

O egoísmo produz uma blindagem em volta do corpo, que impede a troca afetiva. Seu orgulho se expressa no peito duro, seu desejo de controle se revela na nuca tensa e no olhar duro ou indiferente. Nesse padrão, o ar nunca ascende à cabeça, que corresponde à zona de sublimação do ego, do poder e do orgulho.

O ciúme

O ciúme se expressa pela intercessão das musculaturas da sensualidade, do medo, do poder e da raiva.

O ciúme é um caldeirão de forças contraditórias que nada tem a ver com o amor. A necessidade constante de controlar o objeto de desejo produz uma tensão na nuca, o medo de perder a parceria endurece o peito, e a sensualidade raivosa tenciona o corpo, trinca as articulações e provoca grande fadiga muscular.

O ciúme é quente, vermelho e altamente inflamável porque seu ingrediente principal é a raiva. A menor fagulha gera uma explosão, que leva o ciumento a perder o controle de suas palavras e ações! No caso de ciúme contido, a raiva implode, detonando o organismo.

A tranquilidade

A tranquilidade mistura as musculaturas da paz e da ternura.

A paz relaxa o corpo e acalma a respiração, enquanto a ternura suaviza o peito e amansa o olhar. Essa fusão resulta em uma atitude receptiva e acolhedora.

A dúvida

A indecisão se expressa pelo ato de pendular.

Os pés do indeciso não entram em contato com o chão e oscilam entre várias direções, refletindo a dificuldade de marchar em uma rota definida e tomar decisões. É curioso notar que existem duas maneiras de pendular o corpo:

O pêndulo lateral expressa indecisão e insegurança. Quando estamos expostos ao público, seja ao vivo ou através de uma câmera, nosso primeiro impulso é pendular. Já o pêndulo "para a frente e para trás" expressa medo profundo e desconexão com a realidade.

# CAPÍTULO 10

A Terapia da Imagem

> "Conhece-te a ti mesmo."
> *Sócrates*

No capítulo anterior, demos os "nomes aos bois", apresentando um abecedário muscular das emoções. Com base nesse pensamento integrativo, podemos desenvolver uma nova percepção de nós mesmos, dos outros e do mundo que nos cerca. Essa terapia da imagem é fundamental para o autoconhecimento, para a melhoria de nossas relações e para ampliar o poder de comunicação.

Independentemente de qualquer teorização, algo ocorre no corpo quando experimento amor, ódio, angústia ou tristeza. Como essas emoções se instalam e como me modificam?

Para decifrar as mensagens contidas nas formas, simplesmente observe a si mesmo e as pessoas ao seu redor. Faça de conta que você está protagonizando um filme do cinema mudo, onde todos se expressam exclusivamente por meio da linguagem não verbal.

Inicialmente, perceba os sentimentos desenhados em sua musculatura: qual é o seu território mais expressivo e o mais adormecido? Você gosta de se comunicar pelo baixo ventre, pelo tronco ou pela cabeça? Em que parte do corpo está concentrada a sua respiração?

Pelo toque na pele, é possível verificar quais são as partes endurecidas e encurtadas, que correspondem aos nós emocionais. Possivelmente você encontrará musculaturas hiperativadas em contraste com aquelas inertes, que não respondem ao comando dos movimentos.

Repare que as musculaturas hiperativadas correspondem às emoções mais acessadas, enquanto as áreas adormecidas revelam emoções inibidas. Provavelmente as zonas rígidas terão muitos pontos doloridos, enquanto as zonas débeis irão acumular gordura e tenderão à flacidez. Essas áreas possuem texturas, cores e temperaturas diferentes, pois estão mal oxigenadas. É fundamental respirar nessas áreas doloridas e inertes, pois o oxigênio revitaliza o corpo com seu extraordinário poder curativo.

Relacione cada emoção com as suas respectivas tensões corporais: o peito de pombo duro e inflado fala de orgulho; a tensão nas axilas fala de timidez; as omoplatas fechadas falam de medo; o corpo enrolado e tombado fala de tristeza; e a rigidez articular fala de raiva e mágoa. Se você tem a nuca encurtada e rígida cronicamente, isso pode indicar uma tentativa de manter o controle sobre tudo. Enquanto persistir a necessidade de controlar, os músculos próximos à nuca serão tracionados. Por outro lado, o encurtamento crônico da nuca aciona os mecanismos de controle, ainda que de forma inconsciente.

Não importa por onde a história se iniciou, se foi com o ovo ou com a galinha! O importante é perceber o equivoco e saná-lo psicofisicamente.

A vivência prática da leitura corporal – Depoimentos

A leitura do corpo é uma via de autoconhecimento que parte da forma para identificar os conteúdos, e contrasta com a via usual, que parte dos conteúdos para explicar a forma. Entretanto, ambas se complementam, porque é impossível transformar o ovo sem modificar a galinha.

Para facilitar sua assimilação da leitura corporal, descreverei o processo de trabalho realizado em algumas pessoas marcantes. Assim você poderá acompanhar cada estágio do aprendizado através dessas experiências práticas. Seus nomes são fictícios, para preservar suas identidades, embora as histórias sejam verídicas.

O encontro com Teresa

Teresa me procurou porque desejava vencer uma timidez que a acompanhava desde menina e que atrapalhava sua vida sentimental e profissional.

Inicialmente, realizei uma leitura corporal para compreender as informações contidas em sua musculatura. Seu corpo estava tombado e suas axilas coladas, sugerindo uma timidez tatuada na carne. Entretanto, notei que seu nariz era empinado e sua nuca, muito tensa. Ora, a nuca contraída expressa o poder, e o nariz empinado revela arrogância. Já a pessoa melancólica, triste ou tímida, costuma olhar para baixo, e suas narinas convergem para o chão.

Em seguida, percebi que a respiração de Teresa era lentíssima, seu corpo tendia à imobilidade e os gestos eram muito econômicos. Essa forma muscular é típica do sentimento de ódio, que congela o corpo e os movimentos, e cuja expiração é longa. Além disso, percebi muita tensão na área da garganta e no plexo solar "desabado", o que denota mágoa. Por essa leitura muscular, concluí que a "timidez" de Teresa era apenas a consequência de um "coquetel molotov" de ódio, ressentimento e orgulho ferido.

Por mais que tentasse vencer a timidez, Teresa não lograva resultados por um motivo simples: ela lutava contra um inimigo imaginário, sem compreender que a artilharia estava voltada para o lugar errado. Convenhamos que seja mais nobre enxergar-se como um tímido do que como um odiador, profundamente ressentido, e com a vaidade contrariada!

A história de Teresa é uma situação clichê pela qual todos já passamos, e que se repete indefinidamente. Somos juízes severos de nós mesmos, catalogamos as emoções como boas ou ruins, e inconscientemente escondemos o nosso "lixo emocional".

Assim como Teresa, temos uma imensa dificuldade para enxergar quem somos: ora nos subestimamos, ora nos adulamos. Existe uma citação de Shakespeare que discorre com maestria a esse respeito: "Meus amigos me adulam e me fazem de asno, mas meus inimigos me dizem abertamente que o sou. Portanto, com os inimigos, aprendo a me conhecer, enquanto, com os amigos, me sinto prejudicado".[6]

Os "inimigos" citados por Shakespeare são os delatores dos mecanismos que utilizamos inconscientemente para ocultar de nós mesmos os vilões de nossa alma. Os músculos não julgam, mas apenas se contraem e se distendem para expressar aquilo que já aflorou em nossa psiquê. O corpo não tem a malícia e as estratégias do ego, o que facilita a leitura de nós mesmos e dos outros!

Evidentemente, todo processo libertário também nos confronta, e não foi diferente com Teresa. Inicialmente veio a reação de susto, depois veio a reatividade, em seguida a aceitação e a transformação. Ela iniciou uma terapia de apoio, pois reconheceu seus evidentes nós internos, e paralelamente

---

6. Shakespeare, William. *Noite de Reis*.

realizamos o processo de consciência da forma corporal e da imagem.

Hoje Teresa sente que despertou para uma nova realidade: "Eu era uma completa desconhecida para mim mesma, por dentro e por fora. Não conhecia minha intimidade, nem sabia me expressar! Estava muito infantilizada, acreditando que o mundo deveria me enxergar de uma determinada maneira. Ficava aguardando um milagre, sem fazer o mínimo esforço para me conhecer e me revelar. Agora eu percebo que gastei muito tempo numa cruzada, tentando convencer as pessoas em minha volta de que elas estavam enganadas a meu respeito".

Teresa remoçou, tornou-se mais doce e abriu seu próprio negócio. Sua simpatia contribui para o sucesso do empreendimento.

O encontro com Jonas

Jonas estava apavorado, porque foi promovido para um cargo de comando na empresa, mas não tinha a menor capacidade de liderança. Seu corpo expressava uma profunda insegurança: Jonas pendulava de um pé ao outro e tamborilava os dedos das mãos. Havia uma expressão constante de pavor em seus olhos arregalados, como se estivesse diante de um fantasma. Seu corpo era tombado; os gestos, pequenos e contidos; e seus passos, curtos. Ao contrário de Teresa, Jonas era efetivamente um tímido, além disso, muito pudico e medroso.

O pudor se expressa através das virilhas coladas, fazendo uma pressão constante entre as coxas, o que diminui o tamanho dos passos e retira a imponência da marcha. A insegurança é fruto da angústia, que por sua vez se reflete pela apneia respiratória, cacoetes e pêndulo corporal, enquanto o medo se expressa por meio do olhar petrificado.

Observei que essas musculaturas estavam superativadas no corpo de Jonas e comentei: "Você sabia que Shakespeare considera a indecisão como um sentimento trágico, assim como o poder, a cobiça, a maldade e o orgulho?".

No prólogo do filme sobre a tragédia de Hamlet, o grande ator shakespeariano Lawrence Olivier diz: "Esta é a história de um homem que hesita".[7] Efetivamente Hamlet não age, ele titubeia antes de empreender qualquer passo. Sua grande indecisão se expressa no famoso mote: *Ser ou não ser*.

"Acredito que Hamlet pendula o tempo todo e se expressa através de cacoetes, assim como você. Eu diria que todos os Hamlets precisam acordar o seu território de base, que rege a visceralidade e a coragem. Portanto, faça exercícios, muscule seu corpo, plante os pés no chão e, sempre que se lembrar, respire no baixo ventre para acordar essa área. Sua capacidade de tomar decisões vai se manifestar na medida em que você aprenda a plantar o corpo ao chão, bem firme na base. Para mudar um desenho muscular não bastam as boas intenções, pois é preciso ter disciplina e constância para realinhar as fibras musculares em uma nova direção. Esse processo funciona como a ginástica: se você deseja ter um abdômen sarado, precisa fazer abdominais. Se você deseja mudar sua atitude, deve treinar para sustentar uma nova postura emocional."

Para finalizar, perguntei a Jonas se ele havia sido educado de maneira muito severa e austera. A resposta foi: "sim, como você descobriu?". Expliquei que isso ficou desenhado em seu corpo.

"Percebo que na infância você não andou descalço, não dançou sozinho no quarto, nem saiu na chuva para brincar e se enlamear, pois tinha de ficar sempre impecável e arrumadinho. O problema é que somos educados para expressar unicamente os sentimentos positivos, ocultando a raiva, o ódio, a inveja, a

---

7. Hamlet é um filme britânico de 1948, dirigido e protagonizado por Laurence Olivier, baseado na peça de teatro homônima de William Shakespeare.

sexualidade, o medo e a mágoa. Essa conduta apenas inibe a expressão, mas não transforma os sentimentos.

Tudo o que sentimos e pensamos tem de ser expresso, chegando às vias de fato, já que a expressão não é causa, mas consequência de algo que já aconteceu. Ao inibirmos a expressão dos sentimentos, provocamos uma desordem muscular que nos descompensa. Quando ocultamos a raiva, apenas transferimos sua expressão para outras partes do corpo, como o pescoço, por exemplo. Como a musculatura dessa área não suporta a tensão da fúria, ficamos sujeitos às mazelas decorrentes de contraturas crônicas na cervical. Portanto, quando somos tomados pelas emoções do baixo ventre, é mais saudável expressá-las do que inibi-las, sem engolir sapo. Seu corpo precisa aprender a lutar, a expressar indignação, a dizer NÃO e colocar limites nas pessoas."

A partir dessa conversa, iniciamos um processo de trabalho que logrou uma transformação surpreendente em Jonas, Ele conta que ficava perplexo com a discrepância que existia entre o seu interior e o exterior.

"Quando via minha figura em fotos e vídeos, eu pensava: 'Será que esse cara sou eu?' Eu me sentia muito melhor por dentro, e percebia que minha estampa não fazia justiça ao meu tamanho real como pessoa. Agora estou aprendendo a harmonizar minha figura com o meu íntimo."

CAPÍTULO 11

A Arte de Respirar

A nossa transformação depende de uma prática simples, porém essencial: respirar, respirar e respirar!

A respiração consciente ou "meditação" é uma receita de sabedoria e longevidade que vem desde os tempos imemoriais. Einstein declarou: "Eu penso 99 vezes e nada descubro; deixo de pensar, eis que a verdade se me revela. Tudo começa no silêncio e na intuição". Segundo ele, o homem possui duas mentes distintas: a mente inferior é aquela que nos incomoda com um turbilhão de pensamentos confusos, intoxicados de dúvida, culpa e medo. A mente superior é aquela que tem a capacidade de captar ideias brilhantes e que conduz à sabedoria porque é sensível, criativa e livre.

A prática da meditação tem o poder de suavizar gradativamente a mente inferior, abrindo espaço para que a mente superior se manifeste.

A meditação não demanda um aprendizado específico para ser praticada; basta enfocar a atenção no sopro vital e perceber a trajetória da respiração em nosso interior. Você pode meditar durante uma caminhada, ou pode meditar sentado, com a coluna ereta, para sentir a trajetória do ar no corpo. O importante é que você reserve um tempo do seu dia para estar com você mesmo e que desfrute de fazer contato com a sua energia mais preciosa e fonte da vida.

Embora muito simples, a vivência da respiração consciente nos resulta difícil, porque estamos repletos de crenças que nos impedem de praticá-la, tais como:

Meditar retira o sofrimento humano

Costumamos alimentar a fantasia de que a meditação retira todo o sofrimento humano, e nos frustramos quando isso não acontece. Havia um mestre no Oriente que dizia a seus discípulos: "Pratiquem meditação diariamente, e não se preocupem com seus problemas: quando terminarem sua prática, eles pularão de volta para sua cabeça, assim como os piolhos". A finalidade da meditação não é a resolução dos problemas. Aliás, quanto mais focamos em solucionar problemas, maiores eles se tornam, porque nós manifestamos aquilo que pensamos continuamente.

Para meditar, é preciso parar de pensar.

Meditar não significa travar um duelo contra a própria mente. Essa é uma batalha inglória, pois os pensamentos se multiplicam em progressão geométrica quando enfocamos neles. Afinal, a função da mente é pensar.

Para meditar, basta deixar de lado o fluxo interminável dos pensamentos e colocar o foco da atenção na respiração.

Segundo o mestre Prem Rawat (<www.premrawat.org>), meditação significa "Concentração perfeita em um ponto perfeito". O ponto perfeito é o próprio alento vital, e a concentração perfeita nesse ponto é desenvolvida quando cessa a luta contra os pensamentos.

Prem Rawat ensina que a vivência da respiração consciente pode ser feita com mais leveza e humor; ele diz que a essência divina e a mente inferior são como o detetive Sherlock Holmes e seu ajudante Watson, que celebrizaram o mote "Elementar, meu caro Watson!".

Sherlock precisa deter o comando de sua vida, pois ele está conectado com a fonte. Já o subordinado Watson é muito confuso e tende a complicar as coisas. Quando Sherlock guia Watson, ou seja, quando a essência superior comanda a mente racional, tudo vai bem. O problema é quando essa ordem se inverte!

O equilíbrio das emoções através da respiração consciente.

Podemos harmonizar a psiquê através da via física, pela prática da respiração consciente nos territórios corporais. Partamos do princípio de que o cérebro é como um rádio, que capta e retransmite diversas frequências de pensamentos e sentimentos. Podemos sintonizar qualquer frequência através da respiração: onde estiver a respiração, estará o foco da atenção cerebral. De acordo com a escolha, iremos determinar os sentimentos e pensamentos que povoarão o nosso mundo interno.

A RESPIRAÇÃO NO TERRITÓRIO EU SOU

Quando a atenção está focada no território de base, nós agimos, sentimos e pensamos de maneira visceral, já que plugamos na frequência da sensualidade, desespero, ódio raiva, inveja.

Nos momentos em que estamos furiosos, desesperados, invejosos ou possessivos, não há conversa que resolva.

Em vez de "pensar em outra coisa", procure "respirar em outra coisa" para se acalmar. O melhor a fazer é mudar de estação de consciência: respire no centro do tórax, que corresponde à frequência do afeto e da ternura.

A respiração consciente no plexo solar tem o poder de amansar os estados raivosos, pois ela promove a sensação de aconchego. Portanto, respire, respire e respire, até derreter a raiva!

A respiração no território EU SEI

Quando a atenção está focada no território de leveza, a vida é uma montanha-russa de emoções, pois nessa frequência experimentamos a dualidade: ora sentimos alegria, ora tristeza; depois nos magoamos e sentimos medo; em seguida ficamos prepotentes, e donos da verdade.

Podemos modular essas frequências pela respiração consciente nas costelas; sabemos que o desânimo, a melancolia, a tristeza e a mágoa provocam o colapso das costelas "para dentro e para baixo". O antídoto contra esses estados é a respiração, que expande as costelas "para fora e para cima", e convida a alegria e o bom humor. Já os sentimentos de orgulho e vaidade bloqueiam o movimento do osso esterno e limitam o movimento das costelas. A rigidez do centro do tórax imprime uma imagem egoísta e arrogante.

O antídoto para amolecer essa região é prática da respiração ritmada na altura do centro cardíaco.

A respiração no território EU SEI QUE SEI

Não há lugar para a fúria do bicho ou para a dualidade do ego no território de flutuação. A paz é ativada ao enfocarmos a atenção no sopro vital, pela respiração serena e profunda que parte dos pés e ascende até o topo da cabeça. Nessa frequência, o corpo se revitaliza!

O estado de paz é o único remédio capaz de eliminar o parasita da angústia que se espalha por todas as emoções musculares. A raiva e a mágoa são lavadas pelo perdão, o ódio transforma-se em compaixão, a culpa torna-se responsabilidade e o orgulho é sanado pela modéstia.

O território de flutuação pode ser acessado pelo contato com a natureza e os animais, pela contemplação do céu e das estrelas, e pelas práticas meditativas. Nesses momentos de transcendência, apreciamos o jogo da vida de camarote, porque nos tornamos os observadores de nós mesmos. As emoções vêm e vão, mas já não estamos identificados com elas.

Observem que nas frequências EU SOU e EU SEI existe um envolvimento completo com a emoção. Quando "sentimos raiva" na frequência do bicho, a emoção nos toma completamente. Porém, quando "sabemos que sentimos raiva", tornamo-nos expectadores de nossa própria raiva. Dessa forma, a experiência torna-se mais suave e menos prolongada.

Para migrar ao estado EU SEI QUE SEI, basta direcionar a respiração até o alto da cabeça, de forma suave e rítmica!

A VERDADEIRA PERCEPÇÃO DA REALIDADE

O caminho para desenvolver um corpo quântico consiste em substituir os padrões de automatismo por padrões conscientes. Na prática, essa caminhada consiste em observar (sem controlar) a respiração no cotidiano.

A ideia é passar menos tempo do dia nos estados EU SOU e EU SEI, elevando a frequência para EU SEI QUE SEI. Esse estado de consciência é denominado na língua japonesa como o estado de "Tie Sho Kako", que significa literalmente: "A verdadeira percepção da realidade". Segundo os mestres japoneses, esse é o estado mental ideal, que nos confere lucidez e potencializa os talentos.

O processo de transição do corpo predador ao corpo quântico está sintetizado no seguinte quadro esquemático:

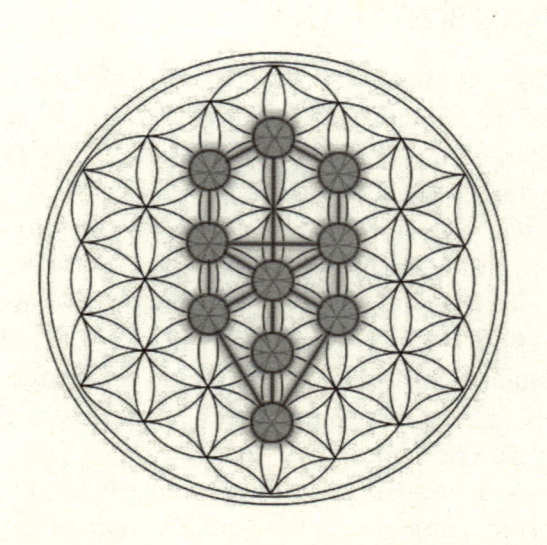

Corpo Predador – EU SOU, EU SEI
Percepção Equivocada da realidade
A mente pensa, o coração sente, o físico age
Apneia respiratória
Postura de Guerra
Reatividade
Atos automáticos
Separatividade
Moral
Dogma
Assistencialismo
Culpa, remorso
Crítica, julgamento
Arrogância
Poder
Extravagância
Superioridade
Euforia
Submissão
Inferioridade

Corpo Quântico – EU SEI QUE SEI
Percepção Verdadeira da realidade
Integração corpo, mente espírito.
Respiração
Postura Ereta
Proatividade
Atitudes conscientes
União
Ética
Ciência
Caridade
Compaixão
Discriminação
Domínio
Carisma
Originalidade
Dignidade
Entusiasmo
Aceitação
Humildade

Corpo Predador – EU SOU, EU SEI **Percepção Equivocada da realidade** Isolamento Dispersão Simplório Tédio Dependência Retenção Diminuição Acumulação Passado, futuro Desorganização Acúmulo de informações Justificativa Desvalorização Imposição Invasão Luxúria Finalização Movimento caótico	**Corpo Quântico** – EU SEI QUE SEI **Percepção Verdadeira da realidade** Integração Foco Simples Tranquilidade Autonomia Sustentação Síntese Análise Presente Ordem Aprendizagem Autocrítica Estima Convicção Respeito Abundância Interrupção Equilíbrio dinâmico

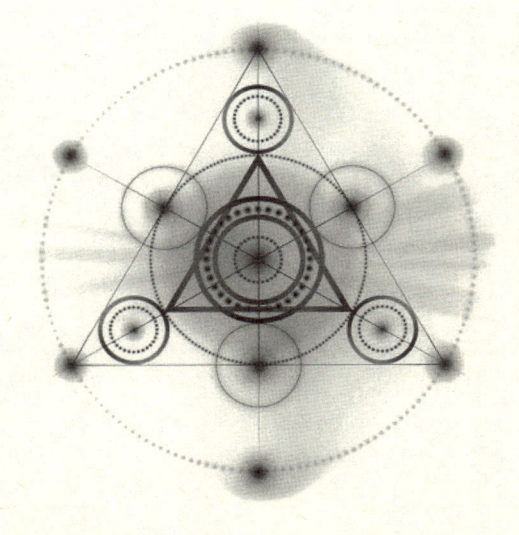

BIBLIOGRAFIA

ALEXANDER, F. Mathias. *A Ressurreição do Corpo*. São Paulo: Martins Fontes, 1993.
_____. *O Uso de Si Mesmo*. São Paulo: Martins Fontes, 1992.
BACHELARD, Gaston. *O Novo Espírito Científico*. Editora: Tempo Brasileiro, 1968
CALAIS-GERMAN, Blandine. *Anatomia para o Movimento*. São Paulo: Manole, 1992. 2 vols.
CAPRA, F. *Ponto de Mutação*. São Paulo: Cultrix, 1982.
FELDENKRAIS, M. *Body and Mature Behavior*. New York: Internacional Universities Press, 1992.
MORIN, Edgar. O método. O conhecimento do conhecimento. Sulina, 1999.
NAVARRO, Federico. Terapia Reichiana. Summus Editorial, 1987.
SULTAN, Jan H. Towards a structural logic. Notes Structural Integration, v. 1, n. 1, p. 12-16, 1986.
KELEMAN, Stanley. Corporificando a experiência. Summus Editorial, 1987.

ROLF, Ida. *A Integração das Estruturas Humanas*. São Paulo: Martins Fontes, 1977.

SCOGNAMIGLIO, Maria Pia. "Entrevistas com Kasuo Ono". Caderno Ideias. *Jornal do Brasil*, 1999.

_____. "O Tao do Corpo". Cadernos de Teatro, n. 131.

_____. "Postura Corporal". 2000.

_____. "Formação em Terapia Corporal. 2000.

_____. "Dramaturgia Corporal". 2000.

_____. "Anatomia da Expressão". 2014.

_____. "Organização Muscular da Expressão". 2014.

TOJAL, J. Batista. *Motricidade Humana*. Campinas: Unicamp, 1994.